Part1

# 境を越えて

# このまま死ねるか!?

ALS患者
岡部 宏生

# まえがき

私は、ＡＬＳ（筋萎縮性側索硬化症）という病気の当事者です。ＡＬＳは、運動神経だけが選択的に侵されて、二年から五年で随意筋《ずいいきん》（自己意識下で動かすことのできる筋肉）のほとんどがまったく動かせなくなる病です。

全身不随になって生きるか、生きることを諦めるかを、自分で決断しなければならない極めて過酷な病です。

現在私は、目の一部が動かせる程度で、自分で呼吸すらできません。喋ること、食べること、歩くこと、腕を動かすことも使うこともできない生活を、十年以上続けています。

よくそんな状態で生きているな……と思われる方もたくさんいることでしょう。生きていることのＱＯＬ（生活の質・人生の質）の測定方法がいくつかありますが、私のような状態だと大抵の測定方法で「死んだほうがマシ」という結果になります。客観的な手法を用いても、生きているより死んだほうがよいという結果になっているのです。

では、私は生きていないほうがよいのでしょうか？

この本のタイトル、「このまま死ねるか⁉」という問いは、まさに自分への問いかけです。発病してからいったいどれほどこのことについて考えたでしょうか。この本を通して、私は自分にまた問い続けています。「このまま死ねるか⁉」と。

二〇一九年　岡部 宏生

＊このまえがきは、本書を書き始めた二〇一九年八月に書いたものです。

# 1部 死にたくなる時は誰しもあるけど本当に死んでよいのだろうか？

## 1章 生きることも死ぬことも自由だというのは大きな勘違いだった

# 2部 生物は生きることを前提として存在している



## 4章 人は価値観に縛られる

## 5章 境を越えて



## 終章 明日死んでも生きていても

# 1
# 部

死にたくなる時は
誰しもあるけど
本当に死んで
よいのだろうか？

# 1 章

# 生きることも死ぬことも自由だというのは大きな勘違いだった

# 1 発病

## 第一の人生

私は、一九五八年に東京都台東区で生まれました。幼少の頃は、元気で活発で馬に乗るのが大好きで、将来は馬術選手になることが夢でした。高校は、学生日本一の馬術部がある大学の付属高校を選んだのですが、その高校には馬術部がなかったので自分で馬術同好会をつくりました。

卒業して希望通りに大学に進学し、馬術部に入部してからは馬漬けの四年間でした。馬の世話があるのでみんなで休むことはできないこともありましたが、とにかく日本一厳しいことで有名な部でした。合宿所で生活をして、家に帰るのは夏と正月の五日くらいずつだけです。

私は、馬に乗るより世話をするほうが得意でした。四年の時は、学生馬術協会の幹事長として大会を仕切り、その時の経験は自分の人との関わり方を決定したと思います。全国の馬術部の主将や幹事はそれぞれに個性が強いし、自分の大学の利益代表なのでまとめるのは大変なのですが、とてもまとまりがよい学年になりました。私は、人の嫌がることは自分が引き受けるというスタンスのリーダーでした。競技の成績は残せませんでしたが、かけがえのない友人を得たことと、人間関係を学ぶことができました。

大学を卒業して、建設会社に就職しました。父が建設業界にいたので、自分も入ってみようくらいの理由で選んだ会社です。就職活動は実に疎かなものでした。

社員がピーク時には約一万人のいわゆる大企業。営業、人事、秘書、企画という部署に所属し、自他共に認める仕事中毒で、夜中まで働くのは当たり前と思っていました。営業時代に企画提案が好きだったことが会社に認められ、会社の中に建築事業の企画を専門に実施する部門をつくってもらうことができました。その部署は、後に私が独立して設立する会社の仕事の骨格を築くことになります。

会社は、バブル時代に深い傷を負いました。それと相まって、会社の枠にとらわれずに自由な立場での仕事を望むようになり、入社して二十年、四十二歳の時に建築事業コンサルタントの事務所を設立して独立しました。

サラリーマン時代は、とても充実したものでした。独立できるだけの人脈と技能が身についた上に、何よりやりたい仕事が見つかったのです。本当に幸運なサラリーマン人生だったと思います。

企業に属しているよさもあります。独立して初めて感じたこともたくさんありました。初めて世の中に自分の足で立ったと感じ、この感覚はなんだろうと思ったことをよく覚えています。今までの私は、何々会社の岡部だったことに気がつきました。独立したことによって、自分を守っている殻が何もなくなったわけです。親の腕の中で育ち、学校という囲いに守られ、会社に所属した環境から、初めて自分の足で立って、これから歩いていくのだと感じました。はなはだ心もとないですが、やっとよちよち歩きを始めるのだと思いとても体がこわばりました。

サラリーマン時代とは違って、自由に仕事をできることは本当によい経験でした。設立した事務所は、周囲の支えと努力によって一年で黒字になりました。もちろんつらい仕事もありましたが、とても充実していました。私は、仕事に対して自分にも周囲にもとても厳しかったと思います。自分がどう思われるかより自分の考えを伝えなければという思いが強く、それが仕事の質を高め、また相手のためになると考えていました。

独立して私の第二の人生が始まったと思っていましたが、これは一・二くらいのものでしかなかったわけです。まさかこの先に、本当の第二の人生が待っているとは思いもしませんでした。

二〇〇六年、四十八歳の時、左足のつま先が歩く時に引っかかるようになりました。当時はＡＬＳの病気のことなどまったく知らず、仕事が忙しくて疲れが出ているんだろうと思っていましたが、日に日に違和感は強くなっていきました。仕事に行く途中に足がもつれて転んでしまい前歯を二本折ったこともありました。

体のあちこちに異常がみられるようになり、そのうち肩の激痛が始まり、自宅近くの整形外科に通院を始め、そこで検査と加療を一カ月続けました。しかし、まったく回復の傾向がみられませんでした。整形外科で総合病院を紹介され検査を受けましたが、検査結果では何もわからず、大学病院神経内科を受診することになりました。そこで問題なしの診察結果をもらって一安心しましたが、肩の激痛が治ることはなかったので、ペインクリニック（痛みの緩和を専門とした診療所）に通うことになりました。整形外科の通院から、二カ月が過ぎていました。

ペインクリニックのドクターから、もう一回神経内科を受診するよう勧められ、別の大学病院の診察を受けると、そこではすぐに二、三週間の検査入院が必要だと言われました。自分の体に起こっているあまりの異常さに、いったいどんなことが起きているのだろうか?という気持ちが強くあったので、入院しての検査をすぐに受けることにしました。いつもなんとかなると思ってきた根っからの楽天的な性格を、この時はまだ変わることなく持ち続けていました。

様々な検査を受けて三週間が経過した頃、検査結果の説明を受けるために担当のドクターに呼ばれました。その説明は、「半年経過を見ましょう」でした。「もしかしたら、身体に力が入らなくなるかもしれない」とも言われました。詳しいことは何もなく、この三週間の検査はいったいなんだったのだろう?と思いました。

退院の時、入院保険の請求をするために診断書をもらい、封をしていなかったので中を見たら【probably ALS】と書いてありました。初めて聞くことばでした。

病院からの帰宅途中に会社に寄って、パソコンを開いて愕然としました。ＡＬＳは、「原因不明、治療も有効な薬もない病気」だと。「体がだんだん動かなくなり、三年から五年で呼吸さえできなくなって死に至る」と。これには、呆然自失になりました。社員の手前、何も言わずに平然としていたつもりですが、今思うとどうだっただろうか……？

その後、どうしたものだろうかと考えていたのですが、ペインクリニックのドクターに、「特定疾患の申請は可能ですか？」と尋ねたところ、「検査の結果は明確なのですぐに申請ができます」と言われました。いったい、大学病院の説明はなんだったのか？当時ＡＬＳはあまりに過酷な病気なので、上手く告知ができなかったり、しなかったりすることがあったそうですが、私にとってはこれが告知でした。

発病してからは、通勤ができる間は事務所に通い、難しくなってからは在宅で仕事をし、打ち合わせは社員に自宅まで来てもらいました。完全に仕事の引き継ぎをして退職したのは、発病してから二年半後でした。もちろん、自分が設立した会社の代表をしていたので辞める必要はなかったのですが、コンサルタントが喋れないのでは話になりません。ジョークではなくて……。

しかし、辞めるもっと大きな理由は二つありました。一つは、呼吸器をつけるつもりはなかったので、きちんと引き継いで退職しようと思ったことです。

もう一つは、もし呼吸器をつけたら、今の仕事ではなく「難病の支援の仕事をしたい」とはっきり思っていたからです。

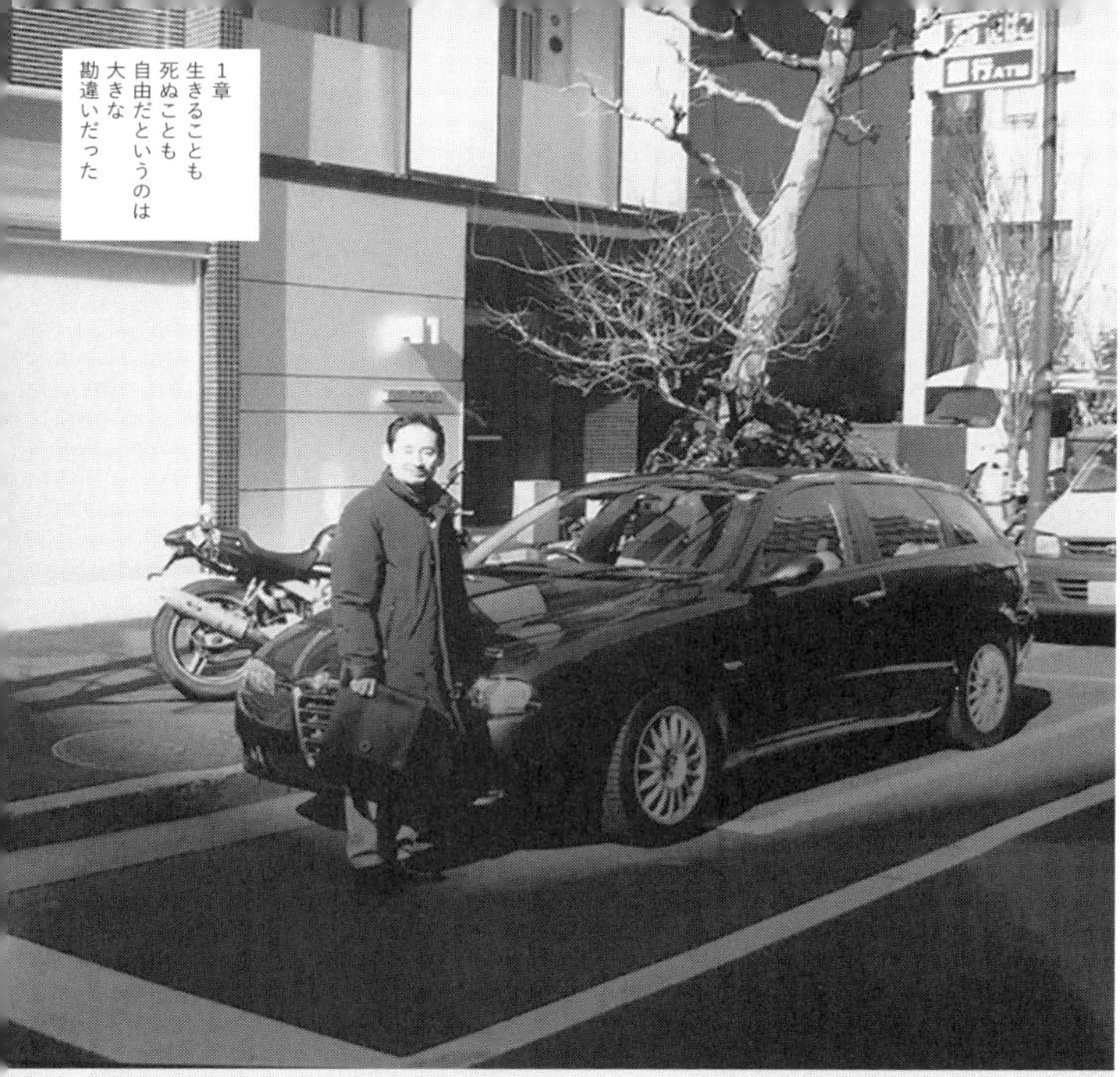

事務所の前に立ち、愛車のアルファロメオと。すでにALSと知って
自分に未来はないと思っていた。

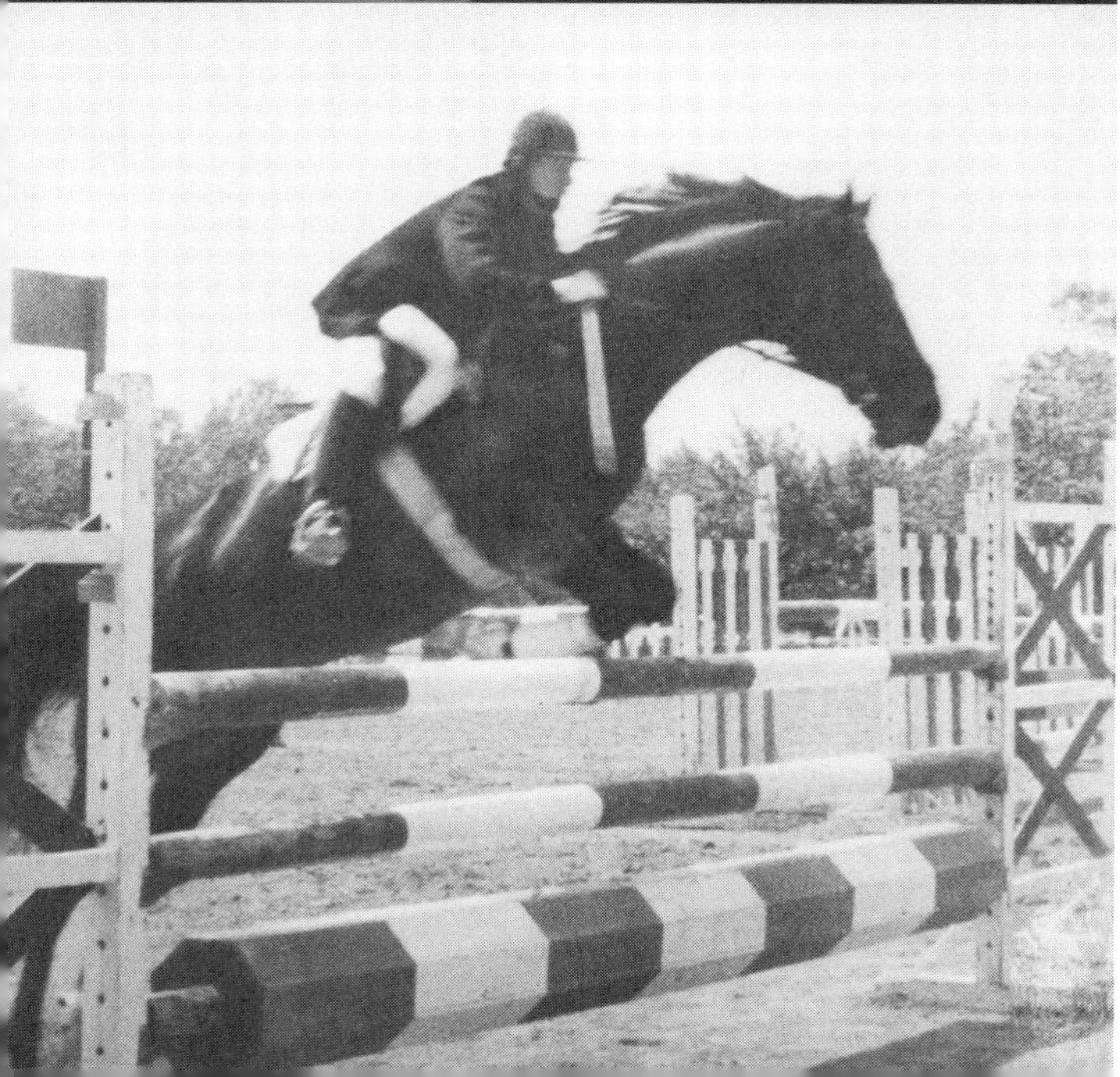

学生時代の試合にて。

# もし、発病していなかったら？

「もし、発病していなかったら？」と時々尋ねられます。私自身、それについてはあまり考えないのですが、そう思う時はあります。

私は、設立した会社で六十二歳まで死ぬほど働いて、代表を引き継いで引退するつもりでした。そのあとは、できれば湘南の海の近くに住んで雑貨を売る店をやりたかった。しかし、大きく希望と外れてしまいました。六十二歳を過ぎたのに、死ぬほど働いています。死にそうな病気なのに……。

発病していなければ、今頃雑貨屋の開店準備をしていたのでしょうか？それは、幸せな生活だったのでしょうか？きっと幸せだったのだろうなとは思うのですが、本当に今より幸せかどうかはまったくわかりません。

以前の仕事は、ある土地を使ってどのように利用するのがよいかを検討し、提案をして、実現するものでした。例えば、東京都千代田区にある土地を利用する場合に、マンションにしたほうがよいかオフィスビルにしたほうがよいか、経済効率なのか安定なのかなども含めて検討比較をします。そして、実際に何億、何十億円の資金を投資して建築事業が実施されます。幸い、この仕事で決定的な失敗をしなくて済んできましたが、その企画がベストであったかはわかりません。もし、マンションを建てた土地にオフィスビルを建てた場合は、もっと求める結果になっていたかもしれません。

しかし、まったく同じ時間に同じ環境で二つの建物を建てることはできません。これは、人生においても同じです。

私が、発病していなかったら？とあまり考えないのは、こういう理由からです。どんな事象も、机上ではなくて現実はこういうことなのです。

『スライディング・ドア』（一九九八年公開）という映画があります。この作品は、電車に乗れた時と乗り遅れた時の一人の男の人生を描いています。僅か数秒の違いが、男の人生を大きく変わらせます。

私は、強く思います。もし、ＡＬＳになっていなかったら？を考えるのは、楽しみとしてそうするのはよいが意味はないと。それは、誰にもわからないことだから。

波の音を聞きながら、楽しく暮らしているはずだったのに……とたまに思う私ですが。

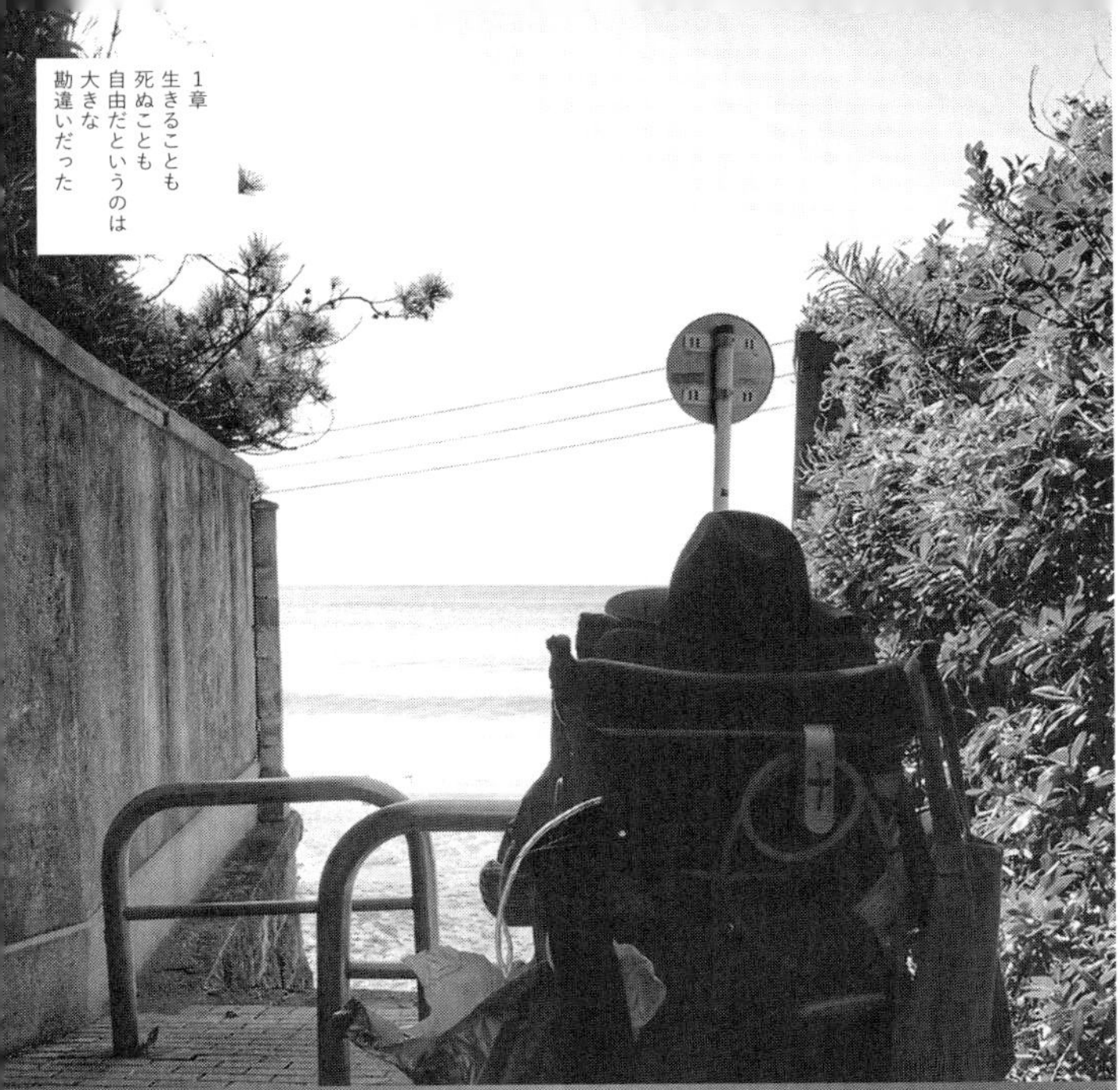

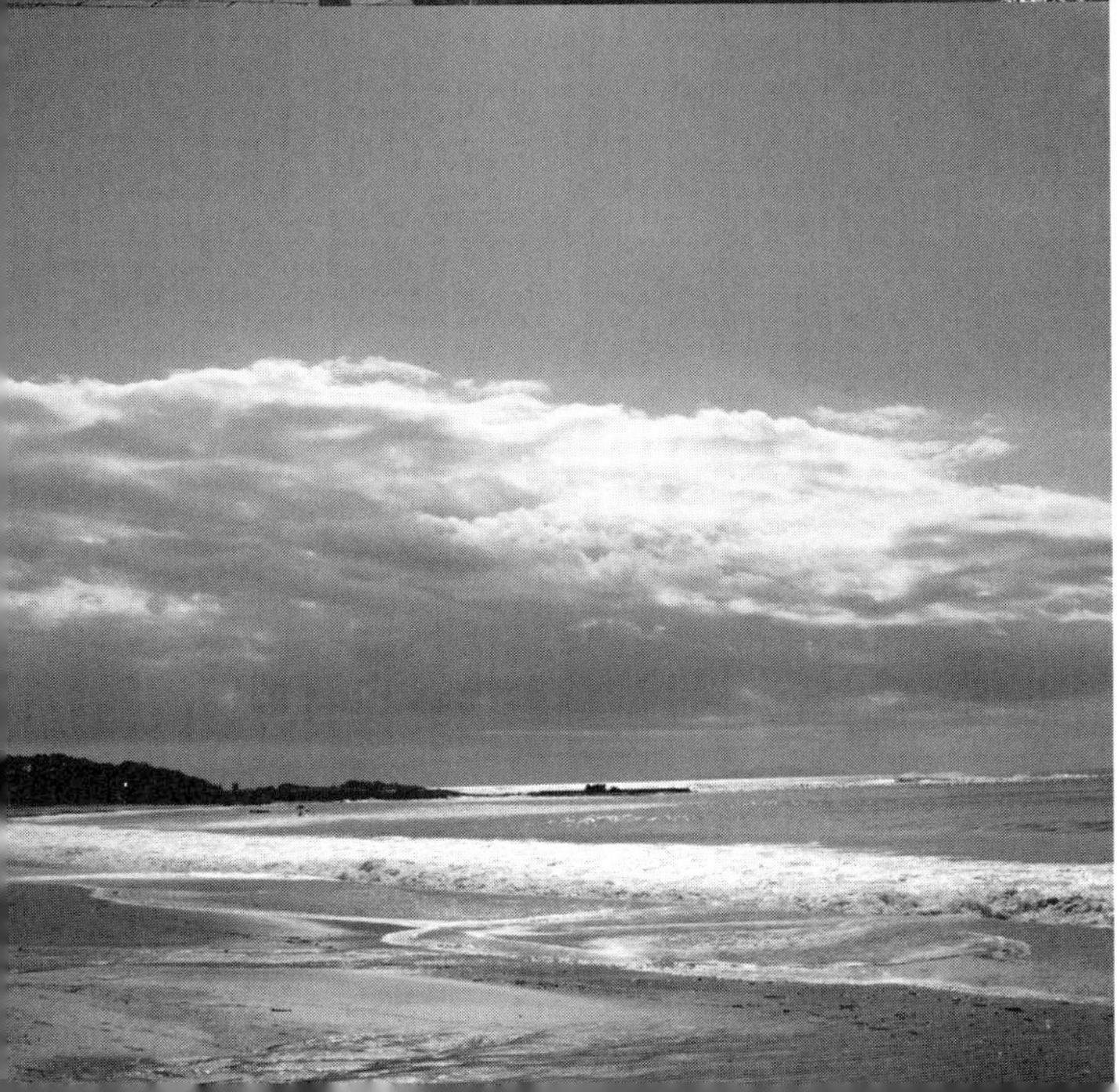

大好きな葉山の海にて。ＡＬＳとわかった時にもうここには行かれないのだと最初に思った。他のどんなことより先に浮かんできた。なぜなのかは今でも謎。

# 2 選択

## 呼吸器をつけるかつけないか？

ＡＬＳを発病して、人生はガラリと変わりました。人生の絶頂期での発病、発病後すぐに自殺も頭をよぎりました。しかし、会社のこと家族のことを考えると、どうせ自分は数年後に死ぬのだから、今できることに力を尽くそうと、思いとどまりました。

ＡＬＳという病気は、呼吸器をつけて全身不随になって生きるか、呼吸器をつけずに生きることを諦めるかを、自分で決断しなければならない過酷な病気です。七割の患者が、呼吸器をつけずに亡くなっていきます。その理由は、もちろん病状の過酷さもあります。

それ以外にも、家族への介助や経済的な負担を考えて生きていくことを諦める患者も多いのです。

我々患者は、これを時として「自死」と呼びます。二十四時間三六五日の介助が必要になります。介助を家族に頼らずに社会資源だけで暮らしていける患者は、全国でもごく僅かです。

私は、発病して二年くらいは呼吸器をつけるつもりはなく、呼吸器をつけた患者に会っても自分とは関係ないと思いとても遠い存在でした。その後、この病気の過酷さがわかってきたと同時に、生きることを迷うようになったきっかけは、先輩患者で自分にできることをやりながらいきいきと生活している人たちを見たことでした。

その中でも大先輩の患者、橋本操《みさお》さんがいます。操さんは、こんなにひどい病気なのに明るく自分の好きなように生きていて、しかも患者や家族の支援をしていました。

初めて操さんに挨拶をしたのは、発病して二年を経過した頃でした。操さんは、ＡＬＳ

患者の中で特別な存在として有名な人でした。緊張して挨拶をした私に向かって操さんは、「よろぴく」と介助者に通訳させました。変なおばさんだなと思いましたが、こういうことが言えることにもっと驚きました。その頃、私は冗談なんてまったく言えませんでした。病気の進行と日々戦っているつもりで、真面目なこと以外考えられなくなっていました。

そんな状態だった私に、操さんの活動や生き方は強い影響を与えました。操さんを知るうちに、患者個人の支援だけではなく、厚労省や国会議員を訪ねてＡＬＳ患者の生活の質の向上のために力を尽くしていることを知りました。

しかし、操さんがあんなに頑張っているのに、ほかの患者が誰も一緒に厚労省や国会議員のところに行かないのはなんでだろう？と思っていました。それで、自分だけでもついて行ってあげたらマシかと思い、後ろにくっついていったのです。そんなことをしているうちに、私も表に出る立場になってしまいました。最初は、操さんに同情したということもあったのです。どうして誰も一緒に動かないかは、あとでわかりました。みんな精一杯で、そんなことをしたくてもできないのです。同行の介助者を確保することもできません。

もう一つは、操さんは大変な無茶を言うのでついていけないのです。あとになって言われました。「あなたくらいです、操さんに付き合えるのは。偉い」と。私は操さんを尊敬していたので、無茶とは思わずに必死でくっついていきました。人から言われて気づいたのですが、確かに無茶を言われ続けたなと。でも、それが私を育ててくれたのです。操さんが私の姉に話していました。「ひろきは根性あるね」。聞こえた私は、吹き出しそうになりました。

操さんは、確かに無茶を言う人でしたがとびきりの優しさも持った人でした。私が気管切開をする前日に電話をかけてきて、「大好きだよ」と言ってくれました。その後、十数年の付き合いがありましたが、患者の大きなエピソードの時は必ずその患者に向かって、「大好きだよ」と言っていました。「頑張れ」よりずっと素敵だなと思っています。

私が妻を亡くした時は、約一カ月毎日連絡がきました。たわいもない会話でしたが、ずいぶん救われました。大抵は電話なのですが、たまにメールもありました。いきなり『撫子《なでしこ》の　眠るが如く　生きし君』、この下の句を詠んですぐに返信」とメールがきたこともあります。私は、『空でさゆらげ　思いのままに』と返しました。

私は、操さんのようにこの病気に罹患《りかん》した患者とその家族の役に立ちたい。また、先輩患者たちは大変な努力をして暮らしをしてきましたが、たいした努力をしなくても生きていける道をつくりたい。そして、まったくＡＬＳに縁のない人たちに、生きることについて考える機会を少しでも提供したい、と思うようになりました。

この気持ちを後押しするように、私は患者会の委員に推薦され、ますます生きることについて考えるようになっていったのです。

それから何年かして、私は以前のように冗談も普通に言うようになりました。ブラックなジョークが好きで、「またお会いしましょう」に付け加えて、「生きていればね」などと言ったりします。言う相手を間違えて思いっきり引かれてしまったり、泣かれてしまうこともあるのですが……。

何をやりたいかは、必ずしも何ができるかと一致するものではないかもしれません。しかし、私の場合は、できること、つまり人工呼吸器をつけて生きることが、やりたいことに直結していたように思います。

人間というものは、誰でもいずれ亡くなります。しかし、人生の半ばで死に直面するような経験をする人は多くはありません。ＡＬＳは、全身不随になって生きるか、生きることを諦めるかを自分で決断しなければならない極めて過酷な病です。

結局私はそこで、「生きていくこと」を選択しました。

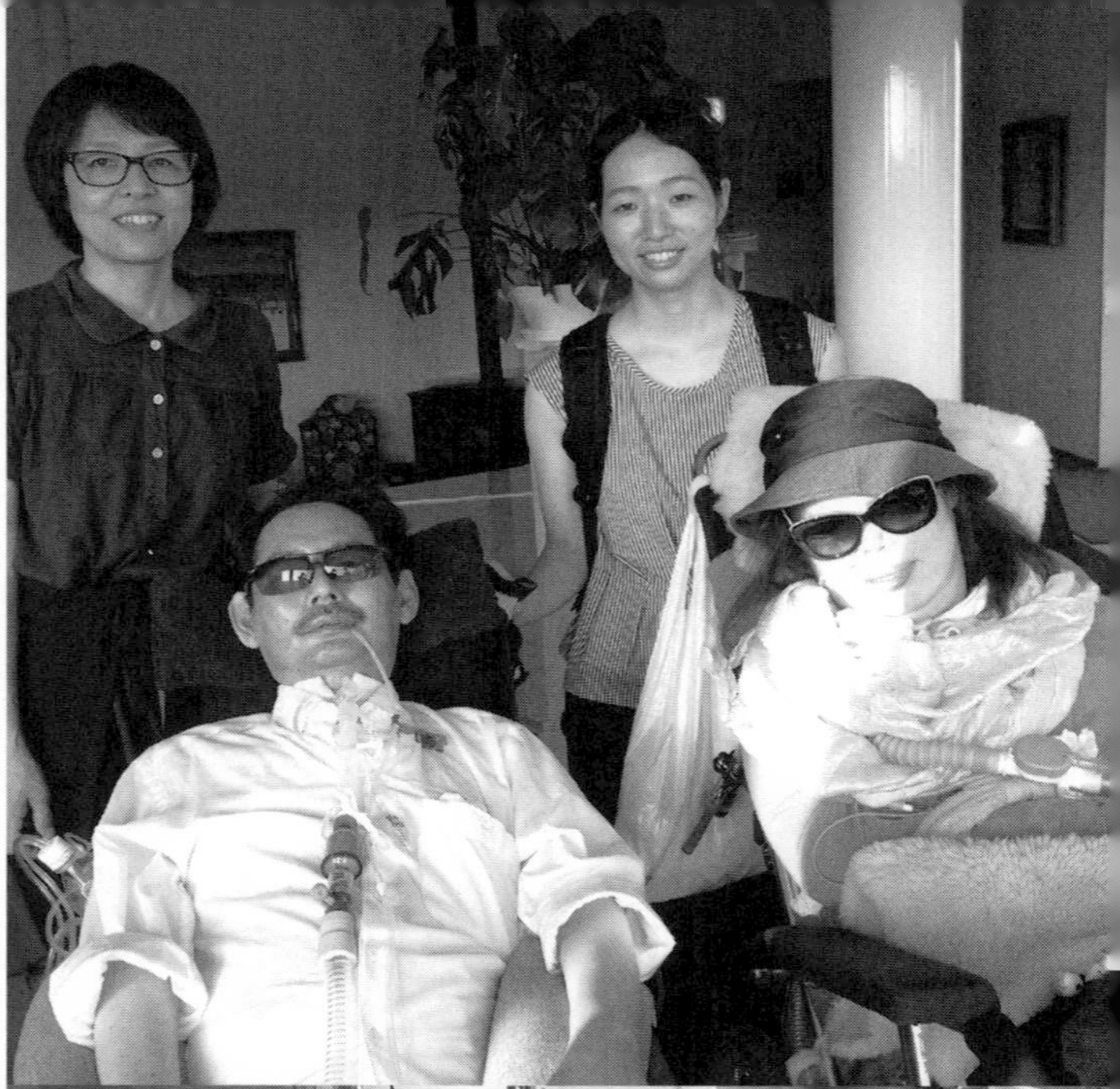

私が生きようと思ったきっかけの人、橋本操さんと。

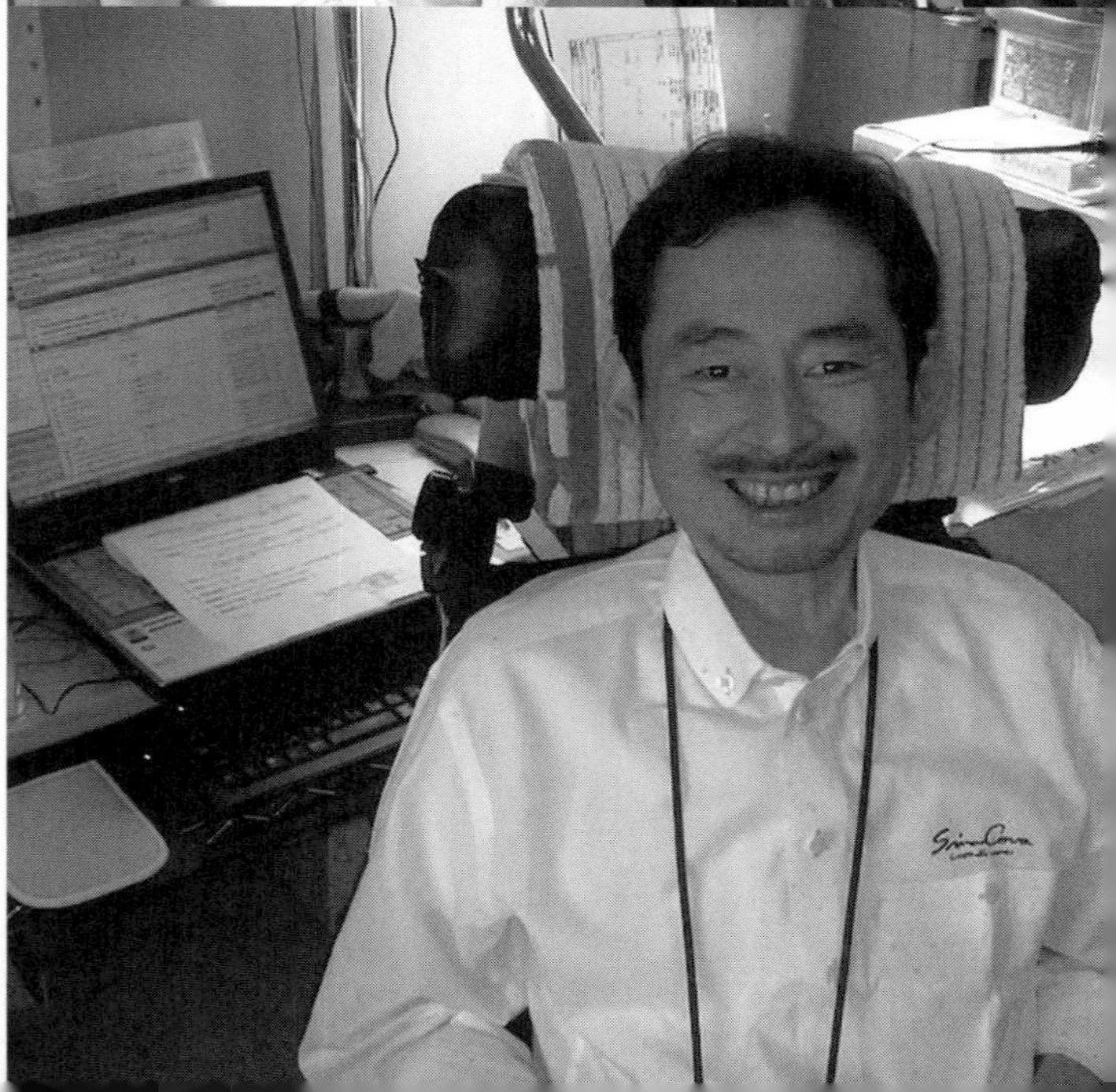

呼吸器をつけようと思っていなかった頃。無理に笑っているが、私はこれを遺影にしたいと思っていた。

## 死ぬ権利は本当に自分にあるのだろうか？

生きる権利が保障されていないから、生きることを諦める人がいます。特にＡＬＳの患者はそれをよく表しています。

社会資源がもっと充実して介助者の問題が解決されたら、呼吸器をつけることを選択する人は軽く倍になるでしょう。根拠はありませんが、たくさんの患者に会ってきた直感です。これでも少なめに言っています。

死を選ぶことにより、自分の意思を貫いたという気持ちの患者もいると感じることもあります。死亡保険金を遺して死ねば、家族のためになるという人も。こういう人たちは、生きることを諦めるというよりは、死を選ぶに近いと思います。

呼吸器をつけないで死を選ぶことと、安楽死・尊厳死との違いはなんでしょうか？自殺との違いはなんでしょうか？

尊厳死は、誰にも手を借りることなく自然に任せて死ぬこと、安楽死は、人の手を借りることによって死ぬこと、自殺は、自然ではなくて自ら命を絶つこと、などという解釈を聞いたことがありますが、本当にこの境は曖昧であるような気がしています。

尊厳死も安楽死も、単純に否定はできないと言う人がいます。しかし、自殺という行為を否定できないと言う人は決して多くありません。自殺ということばに置き換えた途端に、世間的に抵抗感が増えるのはどうしてなのでしょうか？

「自殺についてどう思いますか？」という私の投げかけに対して、答えは三つのタイプに分けられます。一つは、「よいとは言えないけど仕方ないことだ」と言う人たち、もう一つは、「生物としてありえない行為であって、できれば生きたいと思っているはずなのに裏返しのまま行為に及んでしまっている」と言う人たち、もう一つは、「権利はない」と言う人たち。

千葉大学で講義をした時、講義のあとの質疑応答で一年生の学生から素朴な質問として、「呼吸器をつけないことは、自殺とは違うのですか?」と聞かれました。

私は、いつもこの問題を考え続けてきました。呼吸器をつけないことは、安楽死や尊厳死と変わらないのではないかといつも自己矛盾を抱えてきました。

私は、学生にこう答えました。「呼吸器をつけないのは、治らない病気に罹患して今後も治る見込みがないからあえて生きようとは思わないことです。自ら命を絶つこととは、まったく違うのではないかと思います」と。つまり、呼吸器をつけないことは「自殺ではない」と答えました。

もちろん、長い間悩み続けてきた答えですが、私はその時、私の仲間は自殺をしたのだという気持ちにどうしてもなれませんでした。呼吸器をつけたら治る可能性がある病気なのにつけないのなら自殺ですが、癌の末期患者が抗がん剤をやり続けるか、緩和ケアに重点を移していくのかに近いものだと感じます。

この答えが正解かどうかはわかりません。しかし、そういう結論に達しました。今は、それが私の答えになっています。

講演で学生に尊厳死について聞かれると私はよく、「生物の中で、人間だけが自殺という行為ができますが、これは人間が獲得した権利でしょうか?」と聞きます。生物としての不自然な自殺という行為は、いったいなんなのでしょうか?

私は、人間は少し自然というものから離れてしまった部分があるのではないかと考えています。テクノロジーの獲得と発展と共に、少しずつ自然を置いてきたのではないかと。

オーストラリアのケアンズに結婚二十周年旅行に行った時、地球最古の原始林に行きました。私はそこで、まるで自分も原始林の一部であるような錯覚にとらわれました。まったく初めての感覚です。「自分は自然の一部なのだ」とそこで強く意識しました。自分を自然の一部だと感じ、木の一本と自分は同じだと感じられることは、とても心が豊かな状態だったような気がします。

その感覚は、ＡＬＳを発病したあと、健康でも病気でもどちらも自然の一部であるし、病気自体も自然現象の一つなのだ。健康な時の自分も発病してからの自分も自然の一部であることに変わりはないと、自分の気持ちをとても救ってくれたように思います。その感覚のおかげで、発病したことも自然現象の一つだと思えました。

しかし今は、「人間は不自然な存在なのかも」と思うようにもなりました。そうでないと、自殺の説明ができません。人が自分で死ぬ権利があるとしたら、自分で行為に及べない人は誰かが手を貸すことになってしまいます。

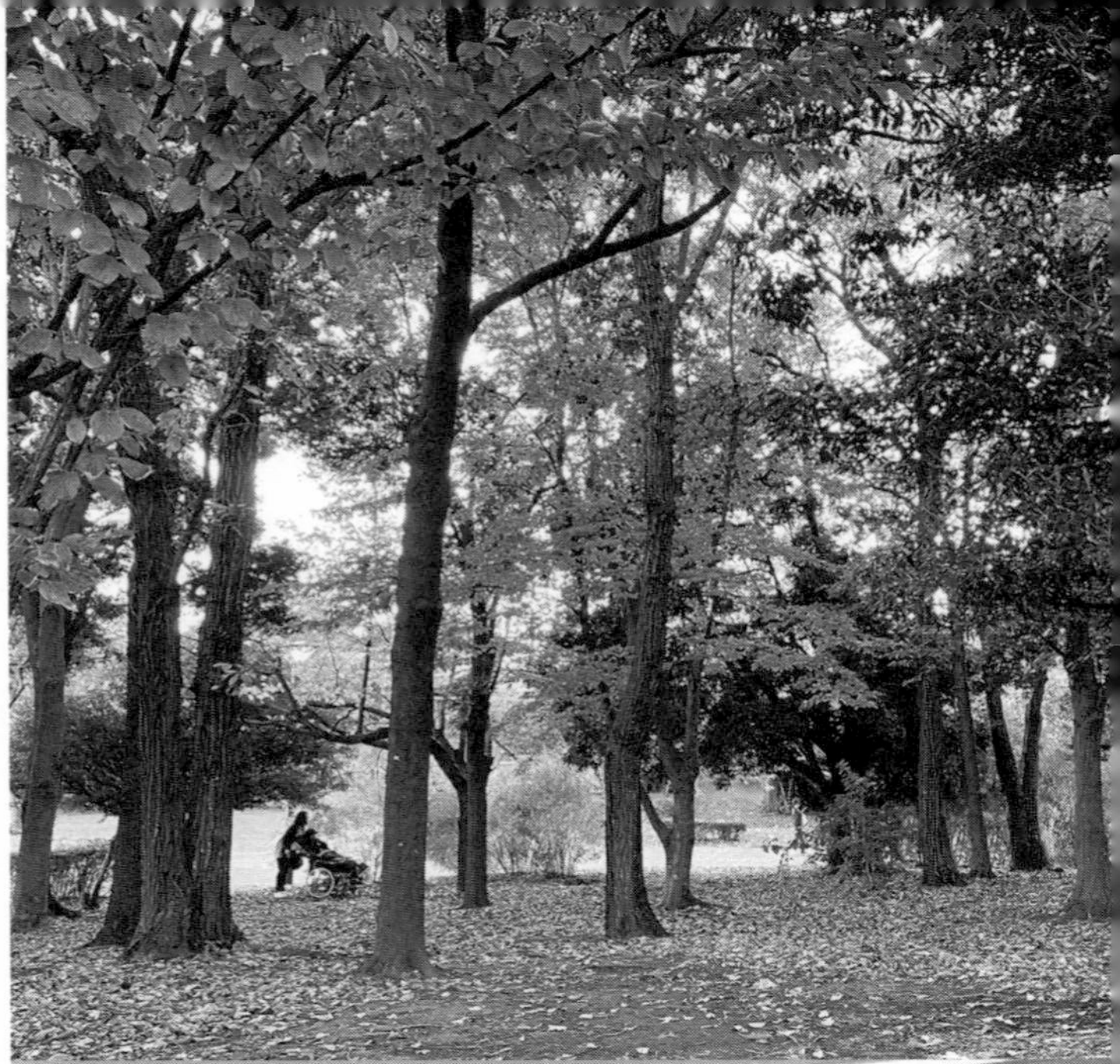

木一本、草一本と同じ私です。

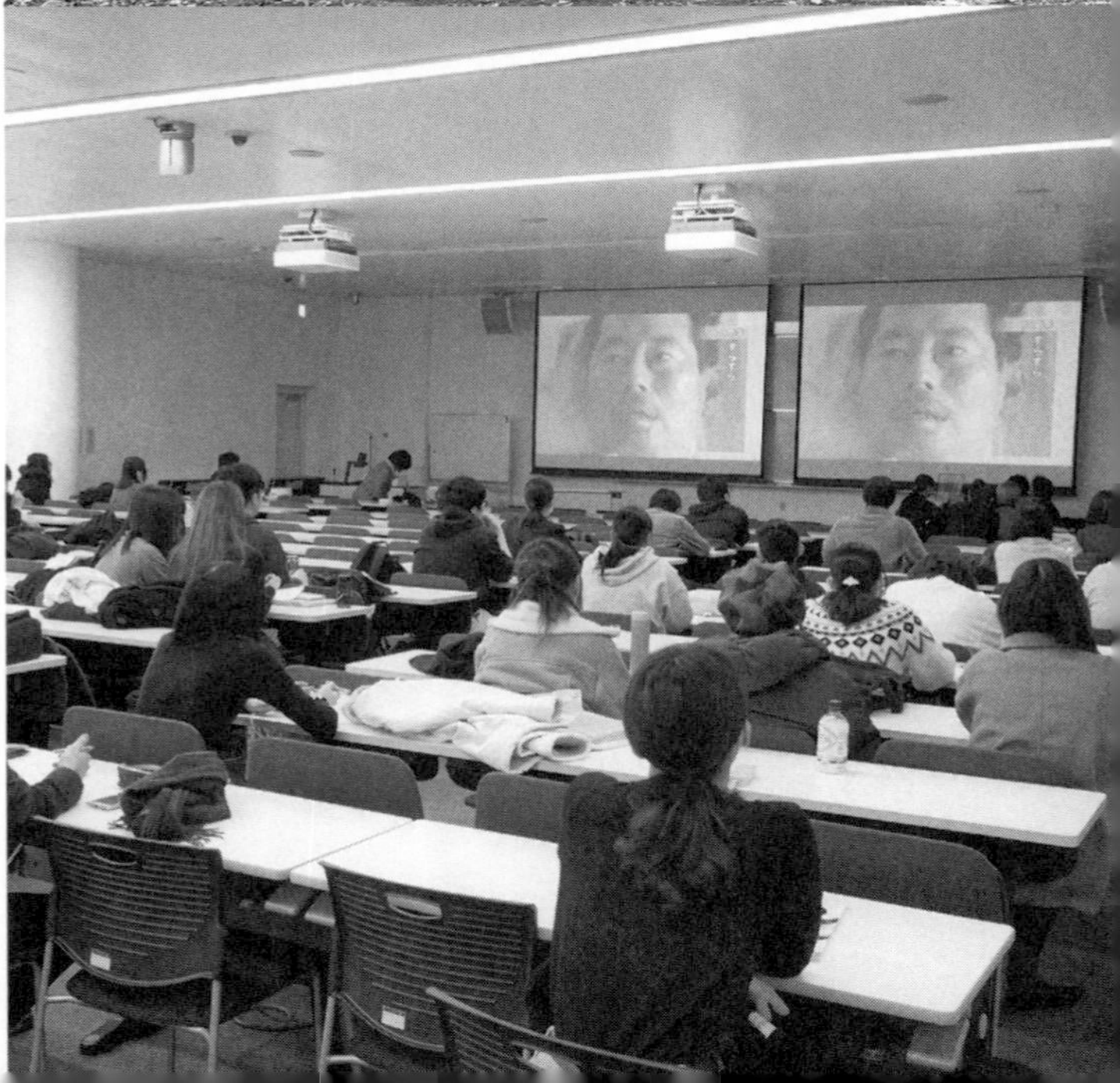

若い人たちに伝えたいことがあります（大学での講義風景）。

## 生きていてよかったと本当に思えるのか？

私は、発病前に真剣に自殺を考えたことはありません。真剣どころか、まったくと言ってよいほどそういうことを考えることはありませんでした。楽天的で明るい性格もありますが、自分を肯定も否定もせず、人と比べることもあまりしないからではないかと感じています。

発病してからは、三回も本気で自殺を考えました。三回目は、衝動的に本当に自宅のマンションの九階から飛び降りようと思いました。しかし、もうその時には飛び降りるだけの筋力は残っていませんでした。

それ以外にも、発病して死を身近に感じたことが何回もあります。まず、症状の進行により呼吸が危なくなっていき、主治医からも二カ月に渡って、「もう決断して呼吸器をつけないと危険です」と言われましたが、在宅療養の環境が整わず危なく死にかけました。気管切開の手術後、入院中に呼吸器の回路がゆるんで呼吸が苦しくなったこともありました。付き添いの介助者が私の異変に気づき一命をとりとめましたが、その時にＨＣＵ（高度治療室）の私の部屋に来た人の数と彼らの緊張感から、危なかったことが伝わってきました。

その後在宅療養が始まって、呼吸器本体のトラブルやカニューレ（呼吸をするために気管に挿入している医療機器）のエアに穴が開いてしまって危なかったこともありました。このように穴が開くことは何千万個に一個だそうです。また、外出中に呼吸器の回路が外れて本当に危なかったことが三回。呼吸器は外れるとアラームが鳴るのですが、一度は地下鉄のホームで騒音によって聞こえませんでした。ある時は、アラームが鳴り続いていましたが、新人の研修生が何かわからずに見ている間に二分くらい経ってしまって本当に危なかったです。飛行機に乗った時、着陸の衝撃で呼吸器が外れて通路を転がっていってしまったこともありました。もう一つ、本気でスイスに行って安楽死しようと思ったこともあります。こうしてみると、十数回も死に損なっているわけです。心身共に死が身近なのです。トラブルに遭遇して死にそうになった時、とにかく苦しいなというだけで、あまり「死にたくないな」とは思いませんでした。むしろある時期は、「なるべく早く死にたい」と思っていました。本気で、「過労死ができたら」なんて思っていたこともあります。

発病してから十四年目、呼吸器が外れアラームが鳴った時のことです。私の呼吸器は、ある一定の条件が揃うとよくアラームが鳴ってしまいます。この時も、介助者はいつもの誤アラームだと思っているようでした。これは介助者が来ないなとわかっていたので、あと五分したら死ぬのかなと思いました。だんだん苦しさが増していった時、たまたま介助者が用があって近くに来ました。私の表情を見て呼吸器が外れていることに気がつき、助かりました。いつものケアの手順なら一〇分は来ないタイミングなので、本当にラッキーだったとしか言いようがありません。

この時、「今死ぬのは困ったな」と考えていました。私は、「生きなければ」と思うようになっていたのです。

私が立ち上げた訪問介護事業所に若い世代の職員を複数人迎えた時、この子たちがちゃんと成長するまではその責任を果たさねばと思い、体がずっしり重たくなりました。それまでの自分が、本当にいつ死んでもよいと思っていたのだなと、その時によくわかりました。それは、とても身が軽いのです。さらにその後、NPO法人「境を越えて」の活動を始めて、やらなければという強い思いが芽生えていました。その思いが芽生えてから、初めて死に直面したのです。

今死ぬのは困ったなと思ったのは、確かな私の気持ちです。翌朝目が覚めた時に、「あー、今日も目が覚めた」としみじみ思いました。こんなことは、発病して十四年で初めての経験でした。やはり、生きなければと思うようになったのだなと。

以前は、私が死んでも少し悲しむ人はいても、それは時間が経てば何も問題がないので、生きていかなければとは思いませんでした。しかし、私が死ぬと少し困る人たちがいるようになったので、なんとか生きていこうと思うようになりました。だから自分から、死にたいと思うことは、その人たちを裏切ることになるのでそう思うようなことはなくなりました。

死が身近なのは物理的にはいつものことですが、同じ状態の中で、「死にたい」と「死んでもよいか」と「生きなければ」という三通りが私にはあったのです。

障害を持った人のほうが、「生きていてよかった」と思えるという話を聞いたことがあります。普通、生きていることは当たり前過ぎて、生きることや生きていることを意識しません。ところが困難を抱えていると、生きているそのこと自体に思いを馳せたり、感じたり、考えたりする機会があります。なので、生きていてよかったと感じ、思えるのだと思います。

私は発病してから、生きていてよかったと思ったことがあったのだろうか?もちろん、生きていたからこそ、喜びや嬉しさや感激に出会ったと思ったことは本当にたくさん経験してきました。しかしそれは、生きていてよかったと心より言えるのだろうか?

私は、生きていることそのものより、生きていないとやるべきことができないが先立っていました。その未熟さと共に生きていた中で、たまたま感激するようなことに出会ったのであって、生きていてよかったとは少し違うように思えます。

生きたいと思うようにはなりましたが、それは根源的なものまでには至っていませんでした。生きる意味より、生きていること自体がその意味なのだということに辿り着いていませんでした。死ぬのかと思った時につくづく感じてしまったのです。今死ぬのは困ったとか、参ったとか、苦しさの中で感じていたのです。

私は、純粋に「生きたい」と思うようになりたいし、感じてみたい。

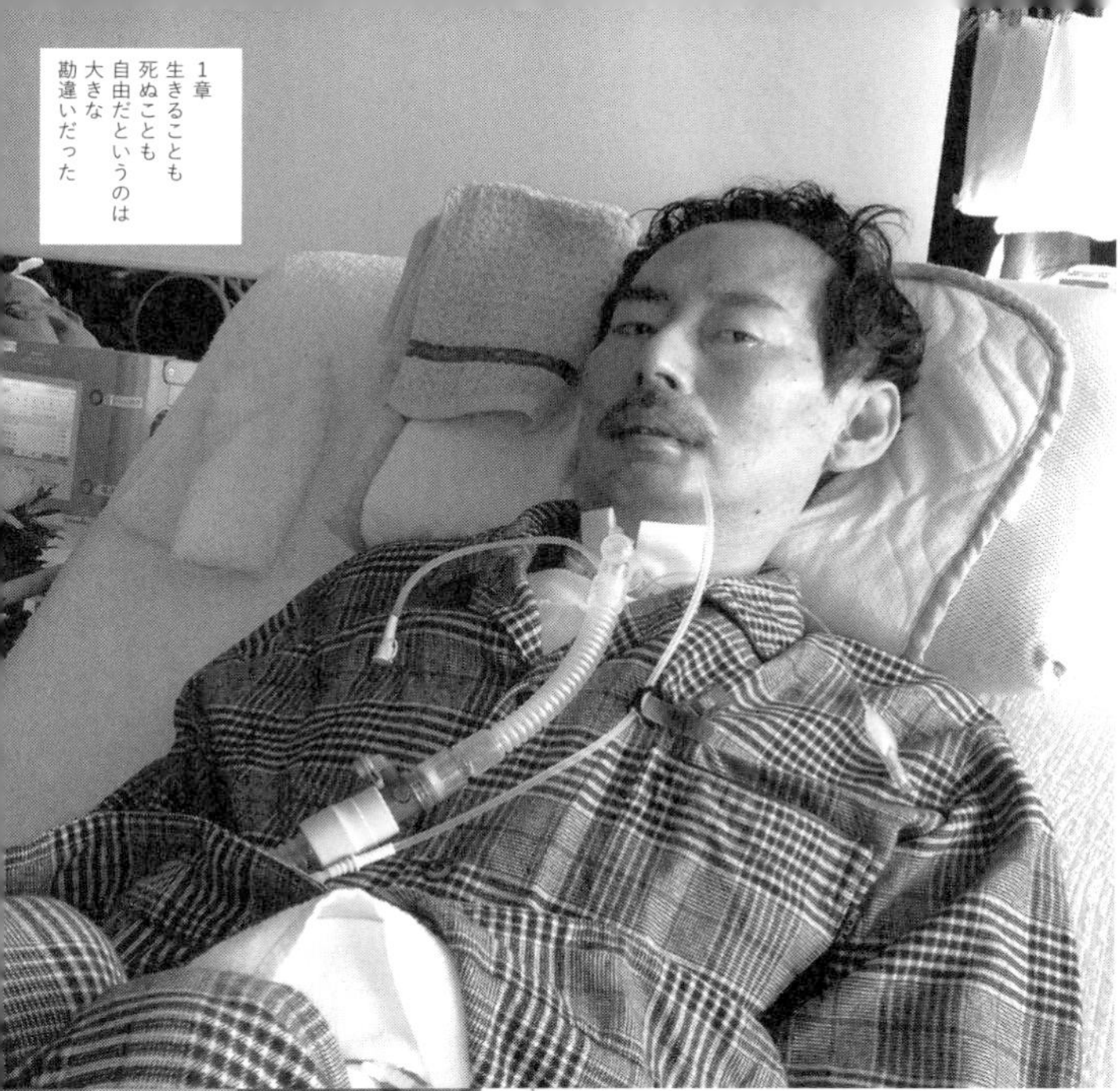

「死にたい」と「生きたい」をくり返しながらの療養生活（自宅のベットで）。

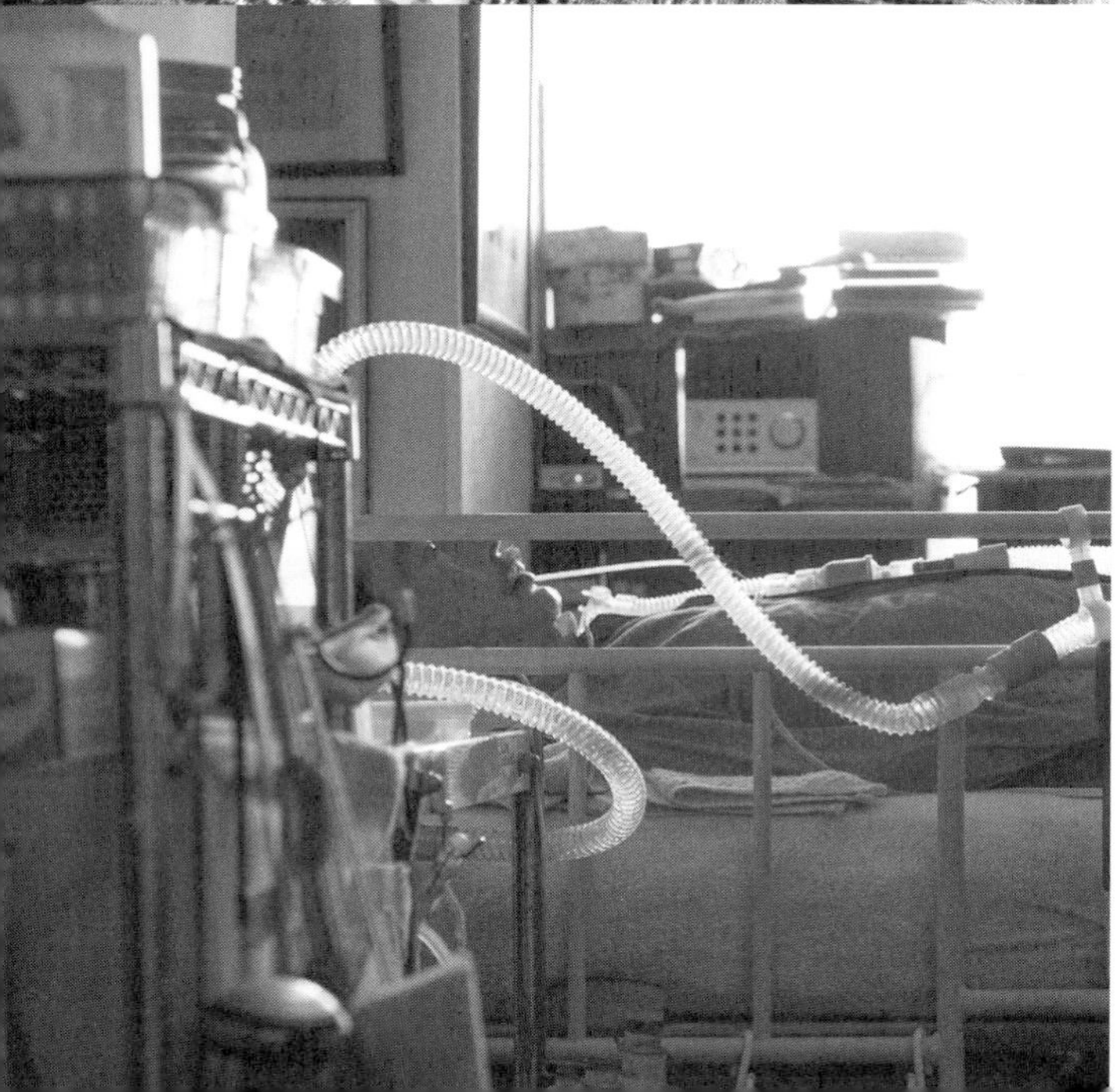

医療職の人は私のような状態を隠語でスパゲッティ（体中管だらけ）と言うそうです。

## 「ダンディ」の秘密

私はよく「ダンディ」と呼ばれる。そのわけは、帽子と髭の印象からだと思う。これには理由がある。

どうして帽子を被っているかは、右目に黄斑《おうはん》変性症という病気があるからだ。これは難病の一つで、私はＡＬＳ以外にも難病持ちなのだ。この病気のせいで物がゆがんで見えたり、視野が欠けたり、眩しいと目がキラキラしたりする。

眼科医からは、サングラスをかけるように言われている。しかし、目で合図をしてコミュニケーションをはかる私にとっては、サングラスで介助者から目が見えにくいことは、極めて困る。だから、いつも帽子を目深に被っている。

もう一つの髭について。髭を剃る時に難しいのが、顎の下と鼻の下。特に口髭の部分は時間がかかる。それを毎朝してもらうのは、時間も手間ももったいなくて伸ばしているのだ。伸ばしていれば、一週間に一回程度ハサミを入れてもらえば済んでしまう。

こうして、私のダンディが保たれている。理由を知ったら、「なーんだ」というようなこ

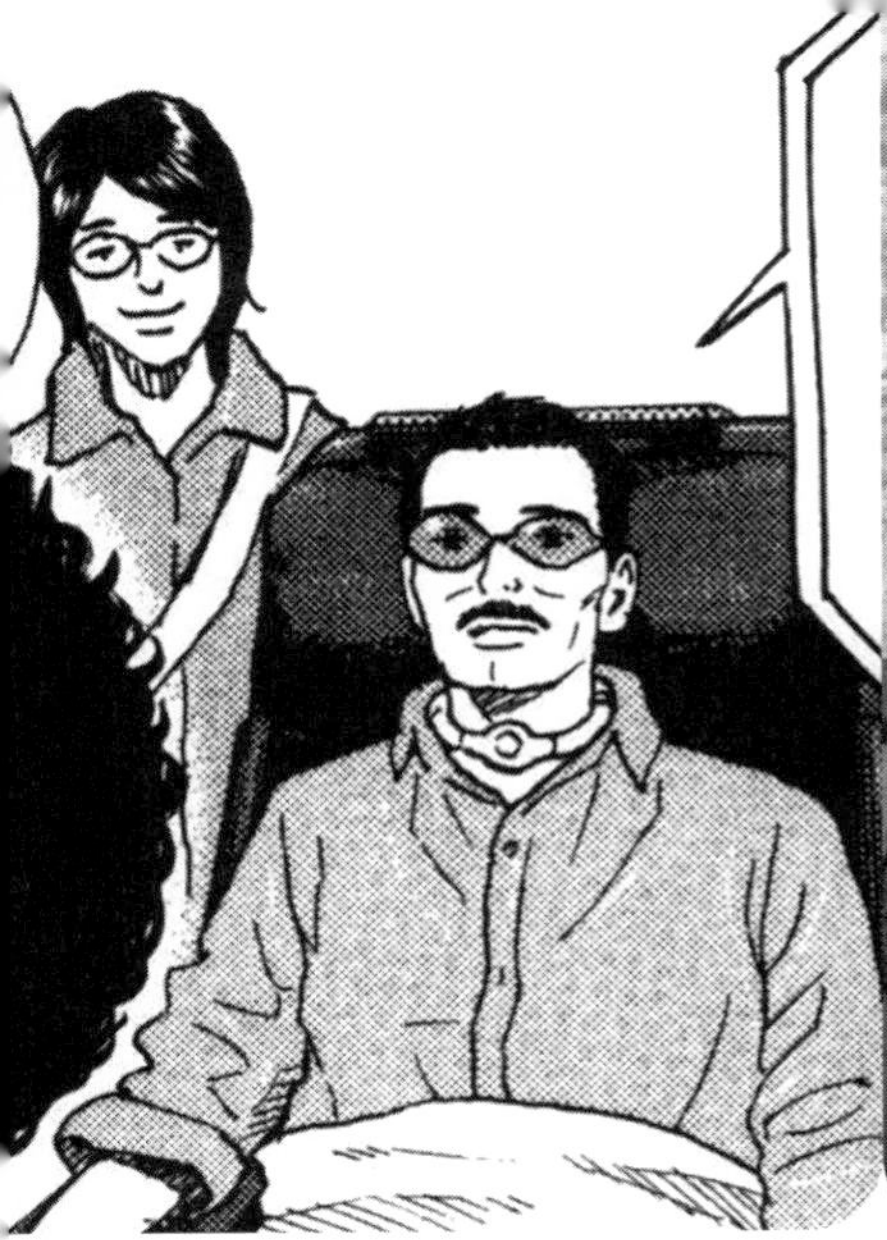

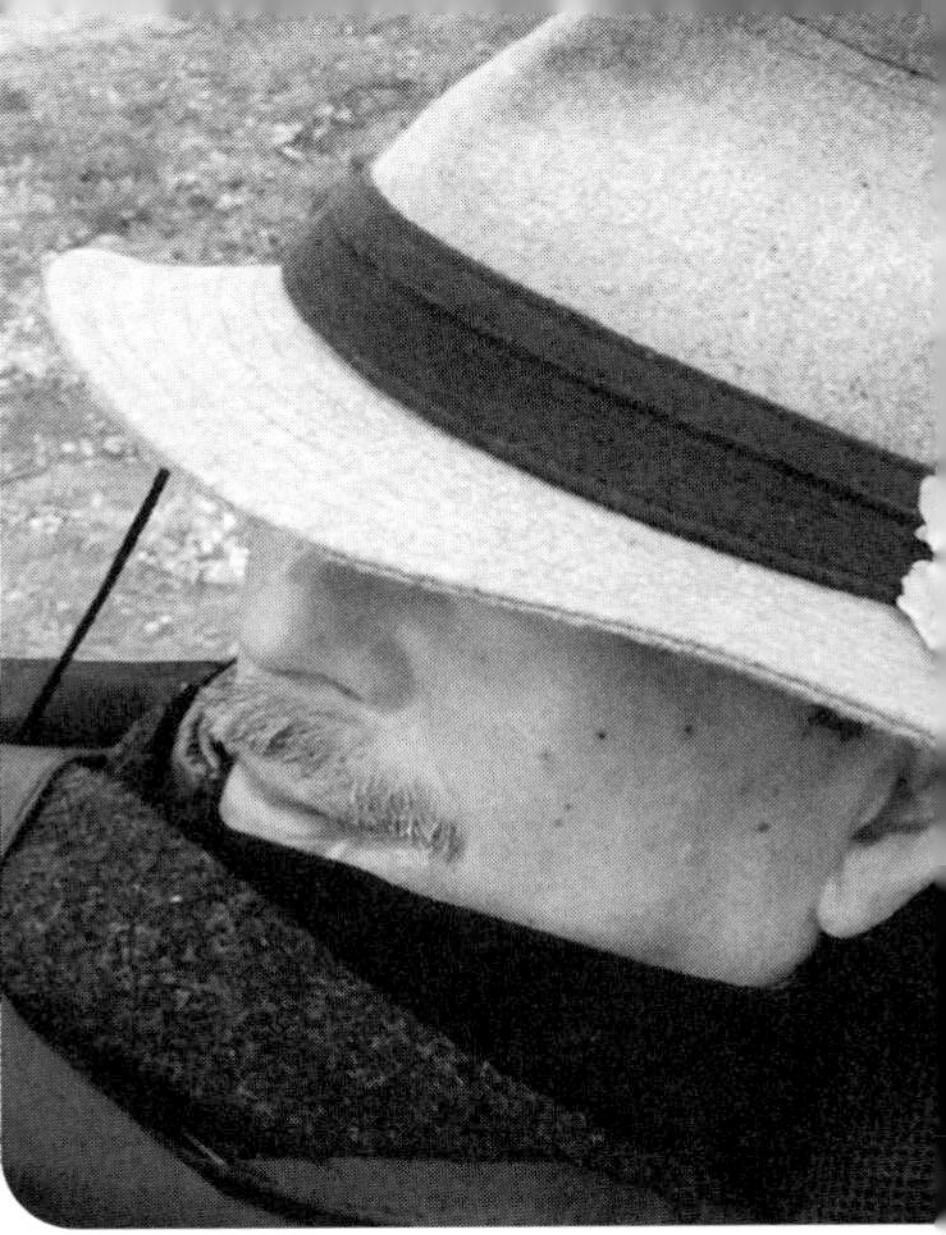

となのだ。

ちなみに、眼科で言われたようにサングラスをかけていた時期もあった。

『宇宙兄弟』（小山宙哉作・講談社）という有名な漫画の二十四巻に登場している私をご覧いただきたい（上左）。サングラスをかけている。それを見てあんまりにガラが悪いので、これをきっかけに帽子に変えた。

# 2
章

# 生きる決意と生きていけることは別だった

# 1 生きるために

## 療養体制の構築

発病から三年、遂に生きることを選択し決意しました。二〇〇九年春のことです。決意したのですが、生きるためには社会資源と介助者の確保が必要なことを知って愕然としました。生きる決意をすることと、生きていけることとは別であることを知りました。

ＡＬＳの場合は、社会資源として介護保険と医療保険のほかに、障害者を対象としたサービス、重度訪問介護の制度があります。この重度訪問介護の時間数がどれくらい支給されるかが、生きていけるかどうかを左右します。

しかし、地域の自治体は、私が必要な時間数の支給を何度頼んでも無理の一点張りでした。ケアに入っている訪問介護事業所は地元の大手で、自治体とも大変親しかったのですが、その事業所の責任者からも、当時のケアマネからも、はては大学の福祉の先生からも、「無理だ」と言われる始末でした。

強烈な違和感を感じると共に反発を覚えました。厚労省の通達などを読むと、必要なサービスを受けられるように読めます。サービスは、自治体独自に制限できるようになっているのですが、そのことが不思議でなりませんでした。地方自治を尊重するということもわかるのですが、生命に直接関わるような基本的なことが、自治体によって格差があってよいのだろうかと。

自治体の担当部署にはっきりと何度も伝えました。「重度訪問介護の必要な時間数が支給されないなら、呼吸器はつけない」と。本気でしたが、自治体の担当は本気とは思っていませんでした。

一方、介助者の確保についても見通しが立ちません。何十という介護事業所に連絡しましたが、どこもＡＬＳ患者というだけでケアを受けてくれません。ＡＬＳの患者会の地域のブロック担当の役員が有償ボランティアとして夜勤に入ってくれるようになりましたが、二十四時間他人介助の体制には程遠いものです。

社会資源も介助者確保の見通しも立たないので、これは生きていけないかな？と思うようになっていきました。主治医のことばが頭に浮かんできます、「もう決断をしないと危険です」。すでに決断はしているのですが、療養環境が整わないのです。生きる決意をしてから四カ月が経過しようとしていました。

そんな時に、同じＡＬＳ患者の友人が、訪問介護事業所を設立するので介助者を派遣してくれると言ってきました。なんてラッキーなことかと思いました。こうして、二人の介助者が長い時間入ってくれることが決まりました。

しかし、自治体の対応は変わりませんでした。それで、介助者の利用を自己負担することにしました。月に四十万円から五十万円の負担です。長く続くはずもありません。

そうこうしているうちに、症状はますます進行していきました。朝目覚めると二時間くらいは頭がぼーっとしています。酸素を充分に取り込めていないと共に、二酸化炭素を排出できていないのです。呼吸の機能がだいぶ危険になっていることは自分でもわかりました。体重も激減して、五十四キロだったものが二十八キロまでになってしまいました。しかし、生きていくための条件である社会資源と介助者の確保の二つのうち、まだ一つが揃わないのです。これでは、生きていけない。

自治体から、「気管切開をして呼吸器をつけるなら、前例にとらわれずに重度訪問介護の時間数を検討する」と連絡がありました。この話はまだ必要な時間数が支給されたわけではないのですが、なんとか療養体制が整う可能性が見えてきたということです。そのことを考えながら入院の時期を検討し始めました。

そんな時に、患者会の先輩が仕事の打ち合わせに訪ねて来ました。その人はたくさんの

ＡＬＳ患者の支援をしてきた人です。私の顔を見るなり、「打ち合わせは中止です。すぐに入院の手続きをしてください」と言われて、「わかりました」と答えました。

入院は一カ月ぐらい先のイメージだったのですが、帰り際に、「すぐに入院してね、約束だからね」と言われて、「はい」と返事をしてしまいました。約束は守る主義なので主治医に連絡をしようとしたその時、呼吸が苦しくなって救急車に乗って入院したのです。

まもなく気管切開をして、人工呼吸器を装着しました。普通は、呼吸器をつけると自身の呼吸と呼吸器のタイミングが合わずに苦しいと聞いていましたが、私の場合は普段が苦し過ぎて、タイミングが合わないことよりも肺に空気が入ってくることが本当に楽でした。危なかったことがよくわかりました。あと少し遅ければ、今こうしてこの原稿を書くことはなかったでしょう。

このような命がけの交渉は壮絶に聞こえるかもしれません。しかし、本人はそうでもなかったのです。何しろ本気で、「死んだら死んだでかまわない」と思っていたのですから。

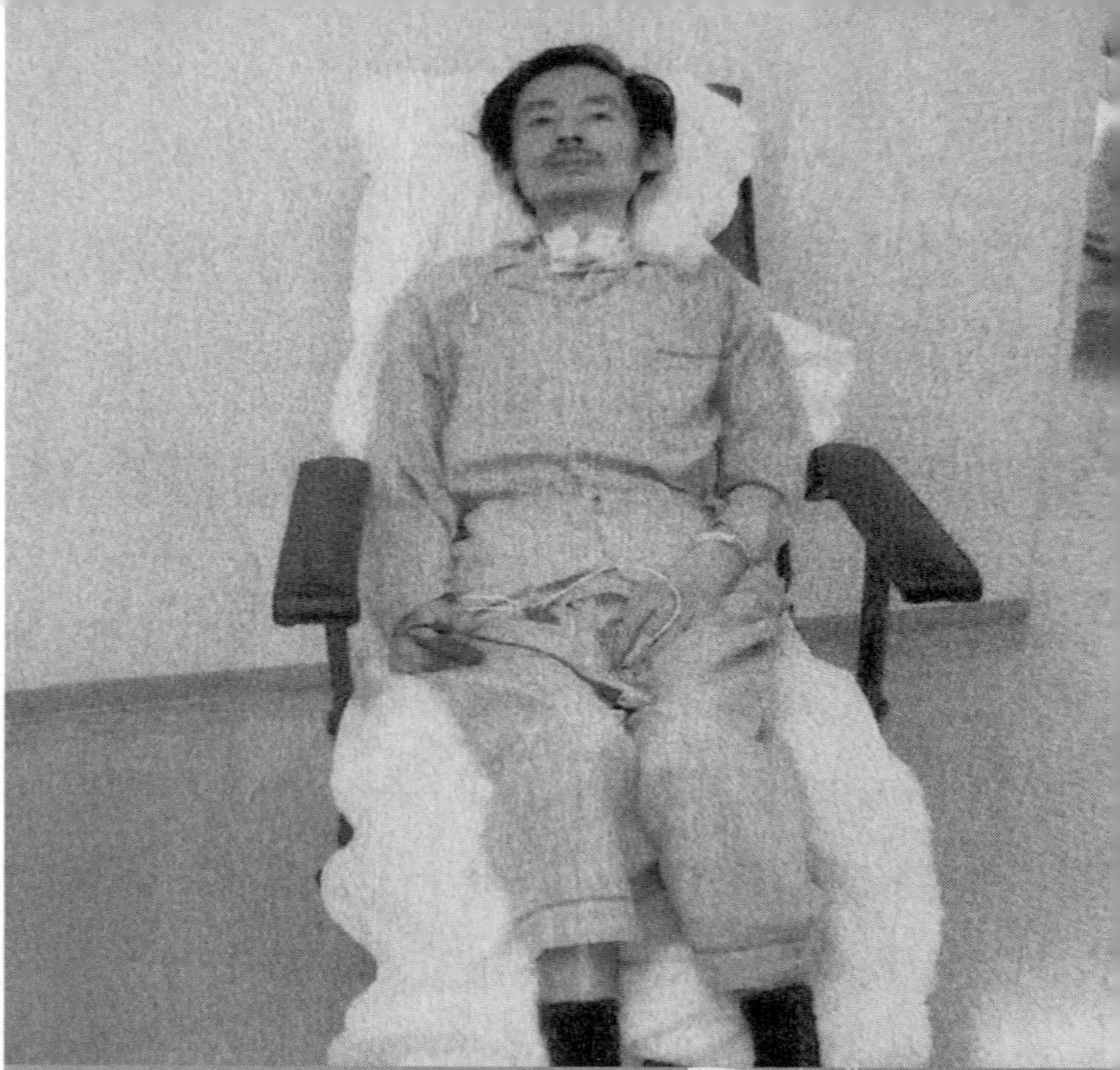

間に合った呼吸器の装着。

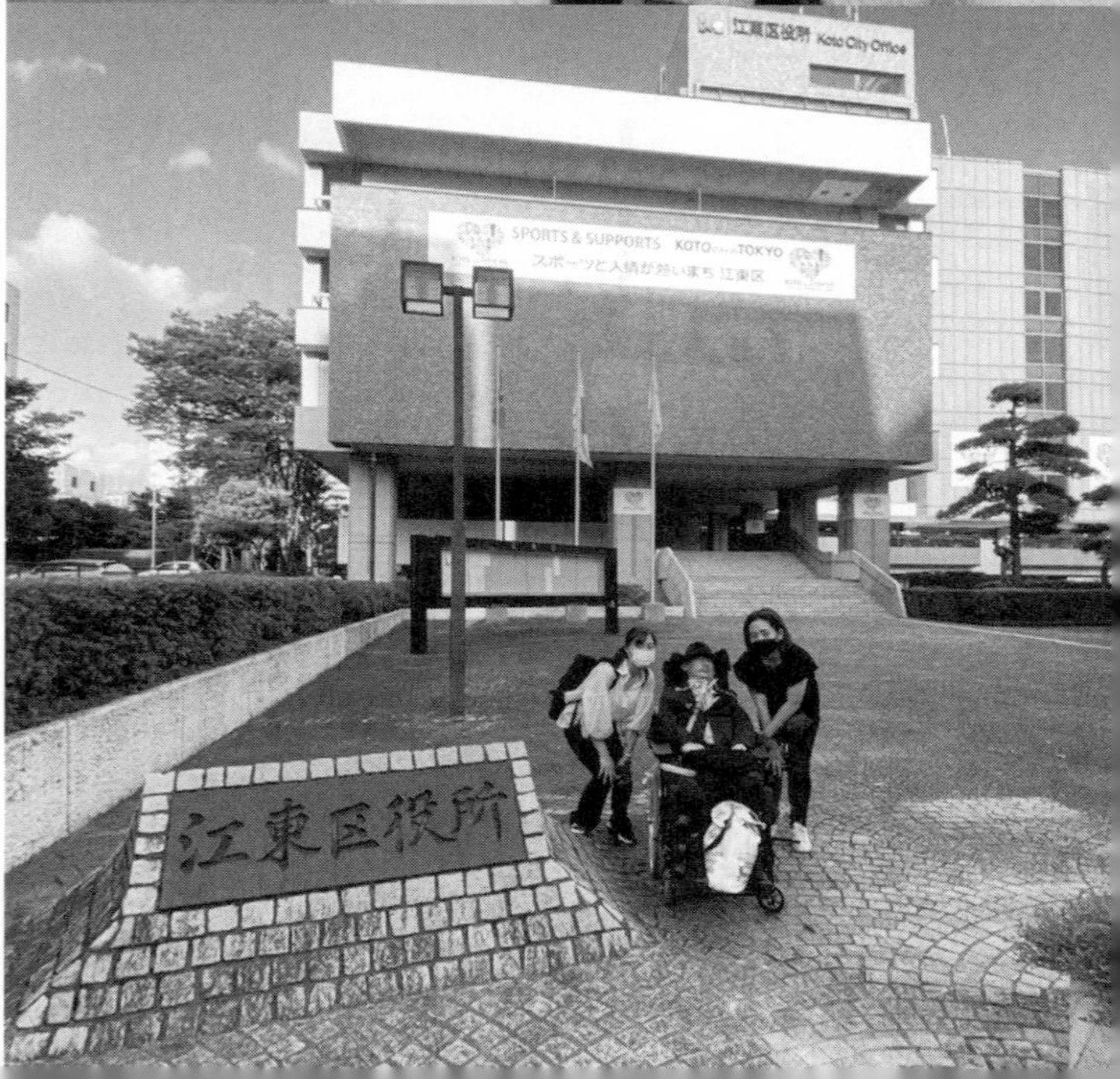


今では重度障害者支援に理解がある、都内でも指折りの自治体です。

## 介助者不足

私は生き延びたわけですが、自治体の担当者は本当に驚いていました。私が、「重度訪問介護の必要な時間数が支給されなければ呼吸器をつけない」と言い続けてきたことが本気だったとわかったからです。

ＡＬＳの介助は、一般的な介助に比べて格段に難しいと言われています。それは、身体的な全介助に加えて、医療的ケア（痰の吸引や経管栄養の注入や呼吸器の管理など）と、特殊なコミュニケーション手段の習得が必要だからです。このようなスキルを持った介助者は滅多にいません。重度の障害者の介助ができる介助者は、百人に一人か二人です。

私は、介助者がいないとまったく話になりません。呼吸器に繋がれて天井を見ているだけ。そういう患者が世の中にはたくさんいて、介助者を必要としているのに極めて不足しています。しかし、介助者不足を補えるような制度はほとんどありません。私のような医療的ケアが必要な患者には、一日千円の割り増しがつくくらいです。

そこで、介助者を自分自身で育成することが必要になります。それは、患者（あるいは家族）が自ら介助者を探して育成し、雇用をするというものです。これを実現することで、当事者（患者本人と家族）が希望するような生活が可能になります。

二カ月の入院後、人工呼吸器をつけて自宅に戻ったものの、在宅療養の目途はまだ立っていませんでした。友人のおかげで介助者も二人主力になる人が入ってくれるようになったとはいえ、まだまだ独居で暮らしていけるだけの介護体制には程遠いものでした。

それで、三つの事業所の介助者、訪問看護師、保健所の看護師、有償ボランティアの人たちを組み合わせて、二十四時間の介護体制をつくりました。それは、毎日シフトの調整に追われる日々の始まりでした。まるで、生きるために介助を受けているのではなくて、介助を受けるために生きているようでした。

こうして、私の在宅療養が始まったのですが、重度訪問介護の支給時間が五百五十九時間に増えても、毎月五万から八万円の自己負担が発生していました。自治体の担当責任者からは、「これ以上は、爪で岩を削るように少しずつ支給時間を増やすように頑張っていくしかない」と言われていました。そんな時に、ある人から区長に手紙を書きなさいとアドバイスをもらいました。

区長殿

謹啓　早春の候、時下ますますご清祥の段お慶び申し上げます。日頃より高齢者や我々障害者等の福祉に深いご理解を賜り、厚くお礼申し上げます。

私は二〇〇六年にＡＬＳ（筋萎縮性側索硬化症）という進行性の神経難病に罹患、現在人工呼吸器を装着し在宅で療養生活を送っています。この病気の過酷なところは病状だけではなく、生死を自分で選ばなければならないことです。気管切開をして、人工呼吸器をつけて全身不随となって生きるか、それともつけずに生きるのを諦めるか。患者の七割が呼吸器をつけずに死んでいきます。

病状の恐怖以外にも、二十四時間の介護を必要とするため、家族の負担、経済的事情から生きることを諦める患者も多く、我々患者はこれを時として、「自死」と呼びます。私も長く悩んでおりましたが、もっと生きたい、生きてこの過酷な病気の患者・家族に少しでも役立ちたい、との思いにいたりました。

しかし介護の人手がないことと経済的理由から行政のご支援なくしては生きていくことは叶わず、障害福祉課にお願いし、特段のご配慮を頂いた結果、私は今こうして生きております。

全身不随で気管切開しているため意思の疎通も特殊な方法に限られますが、日本ALS協会東京都支部の運営委員として同病の患者・家族の療養支援活動にも微力ながら携わっております。衷心より深謝申し上げる次第です。

しかしながら現在頂いている重度訪問介護五百五十九時間ではどうしても生活が成り立たず、三月二十九日、障害福祉課に六百六十時間の給付を申請致しました。ご担当からは、配偶者がいる場合現在の給付以上無理であると説明を受けておりますが、別居中の妻は私の気管切開の手術後鬱病で通院加療中であり、私の介護など到底不可能な状態で、無理をすれば二人の命が危険に晒されます。どうか障害者自立支援法の趣旨に則り、給付の必要性をご検討賜り申請をお認め頂けますよう切にお願い申し上げます。

また、ご多忙を極める激務であると承知しておりますが、一度拝謁の機会を頂き、直接私の状態をご覧になり声なき声をお聞き届け頂けますよう何卒お願い申し上げます。

この手紙を出したあと、支給時間を大幅に増やしてもらうことができました。

私の療養環境は、ようやく整ってきたと言えるようになりました。しかし、この時以降現在に至るまで、慢性的な介助者不足は続いています。患者仲間も、介助者に困っていない人は全国でも僅かしかいない状態です。そんな生活から抜け出すためにも、自分で訪問介護事業所をつくりたいと強く思いました。自分の介護体制を築くと共に、同じ病気仲間に少しでも介助者を派遣したい、ALSなどの難病患者、重度障害者の介助者を少しでも増やしたい、質を高めたいと思いました。

二〇一〇年、この人がいれば事業所が立ち上げられるという人をスカウトすることができ、訪問介護事業所「ALサポート生成《きなり》」を設立しました。事業所は、現在十二年目を迎えました。常時ALS患者五~七人の利用者にサービスを提供しています。なかなか思ったように患者の要望に応えられずにいます。

事業所を立ち上げても、私の介護体制が安定したのはごく最近です。やはり、いつも慢性的な介助者不足なのです。社会保障制度（障害者支援の重度訪問介護制度など）は充実してきたのに、介助者不足の問題はまったく解決していないのです。

私を支えている人生の伴走者たちは、私が見守り育てているという側面もあるのです。

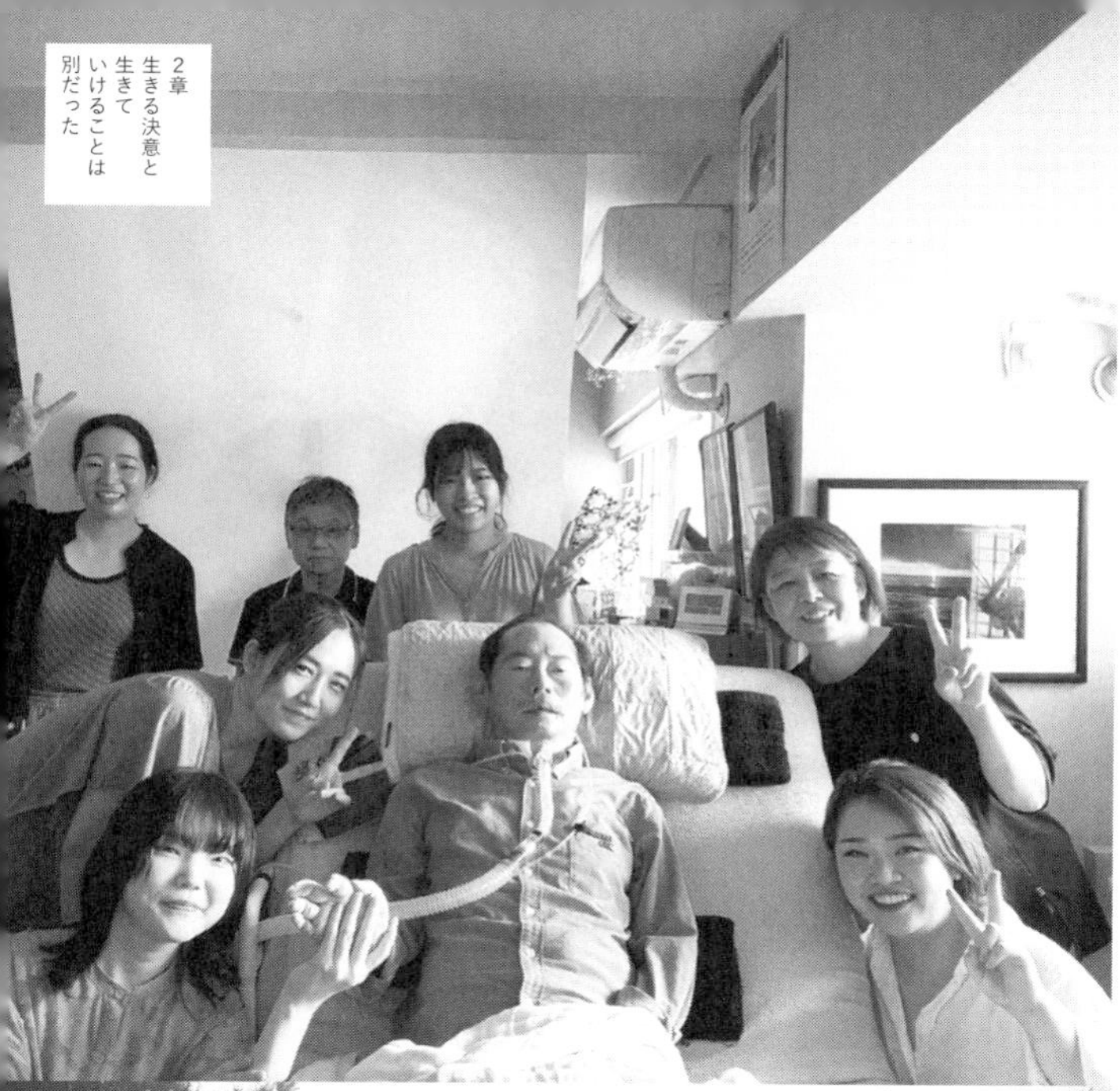

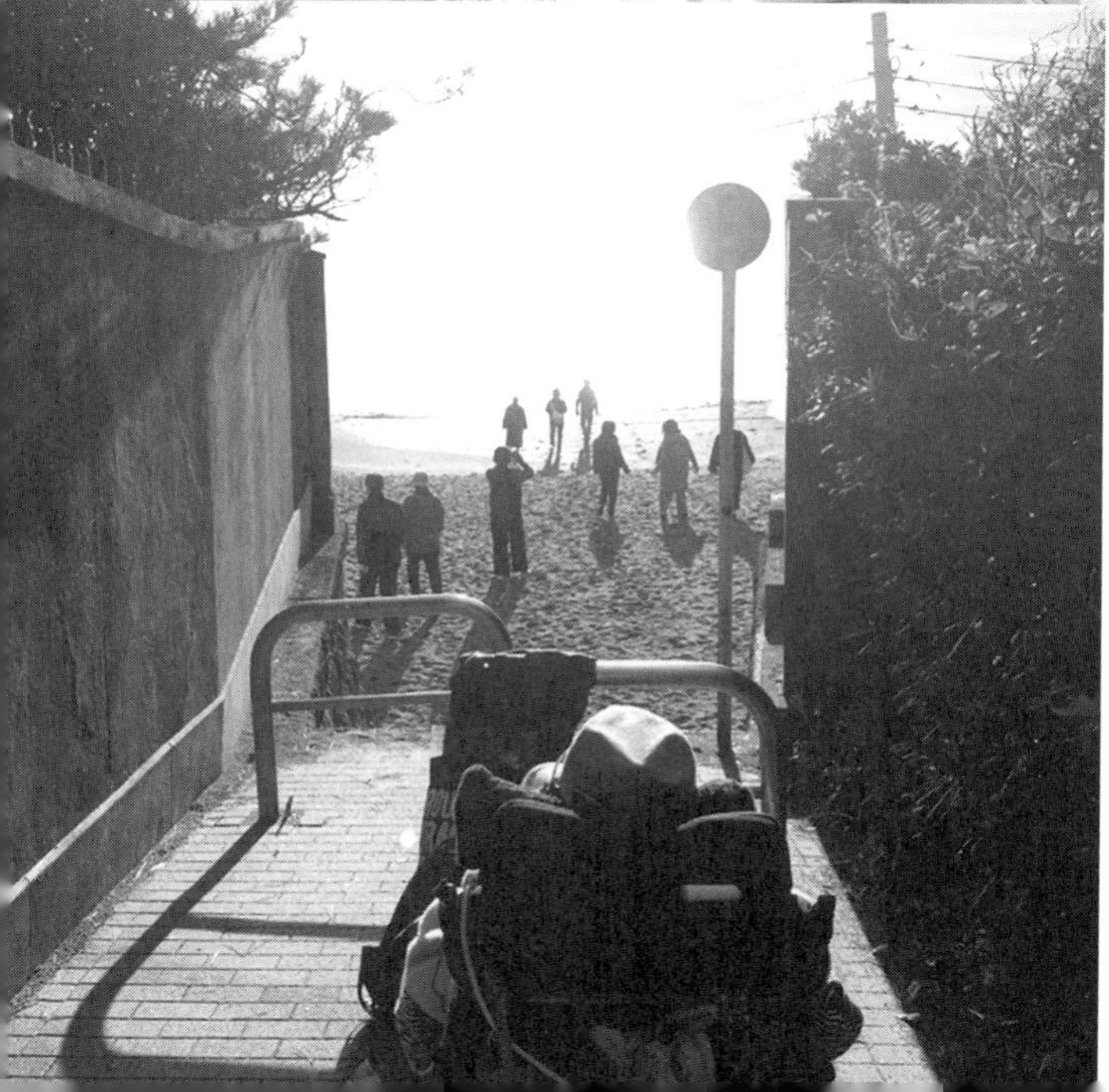

# 2　なぜ生きるのか？

## 何ができるのか？

呼吸器をつけて独居で暮らす私の二〇一一年の時の一週間のケア予定表は、いったいどれだけの事業所と人が関われば足りるのだろうかというものです。

まずは、訪問看護。週に五日、医療保険で来てもらっています。木曜日の看護師の派遣は保健所から。これは、東京都独自の在宅難病患者に対する医療などの補助事業です。訪問入浴は週に二回、介護保険で来てもらっています。介助者は二十四時間毎日入っていますが、これは介護保険と障害者総合支援法の重度訪問介護を使っています。訪問マッサージは週に二回、東京都の制度を利用して障害者への医療費の補助事業で来てもらっています。訪問リハビリは、医療保険でも介護保険でも来てもらうことができます。

このようなものが、呼吸器をつけた患者の一週間の一つの平均的なモデルです。こうしてみると、社会資源は医療保険と介護保険と障害者への福祉サービス、自治体独自の制度があることがわかります。大変恵まれているのですが、これでも患者が家族にあまり負担をかけずに暮らしていくには程遠いのです。

とはいえ、実は私は全然ケア予定表通りに生活していません。コロナが流行する前までは、月に二十日前後の外出をしていました。飛行機や新幹線に乗って全国を仕事で駆け回り、移動は日帰りが当たり前、海外に行くこともありました。

在宅の時は、来客があったり、仕事の指示をしたり、依頼された原稿などを作成します。介護事業所、患者会、ＮＰＯの仕事。大学や一般のシンポジウムでの講義や講演、そしてピアサポートの活動。仕事や活動に追われる毎日です。それ以外のプライベートな時間はほぼゼロ。睡眠時間は、昼寝や夜の仮眠を合わせても一日三時間半くらいです。数年前からは病気の進行で体調が悪く、五時間くらいになりました。

発病した頃は、もう二度と病院に行く以外は外出しないと本気で思っていたので、服や靴をたくさん捨ててしまいました。進行性の病気なので、もう仕事も無理だと思っていました。それが今では、極めて効率が悪いこと、何をするにしても支援が必要なことを除けば、健康な時以上に仕事をしています。まさに、仕事のために生きているようですが。

私は以前、「日本で一番外出の多い患者」と紹介されたことがあります。そういう意味では、特殊な患者なのでしょう。しかし、決して特別な患者ではありません。進行によって葛藤する気持ちに寄り添ってくれた家族、自分のことのように真剣に考え真摯に対応してくれた介助者や医療者、同病でありながら同病患者を支えようとする当事者との出会いがあったことで、今の自分があります。会いたい人ができて、やりたいことができて、行きたいところができて、幸運にも介助者や支援者に出会って、相当な努力と少しの危険を冒して、たくさんの慣れをくり返すことによって、今の私の生活があります。ＡＬＳ患者の多くは、泣き言も不満も言えずに生きています。希望や夢を言うことさえもできずに（持てずに）。そういうことも、忘れないでと伝えたいです。

どう感じるかが、生きていくことの根源に繋がっているのではないかと思います。大事なのは、どう感じるかの力を養うこと。幸せになるためには、感じる力なのだと思います。そして、生きていくことを喜べるかどうか。

私の場合、楽しいという感覚はあまりありませんが、嬉しいことや喜びは確かに感じます。楽しむことが、どんなに難しいことなのかと思います。でも、嬉しさや喜びを感じられるから、こうして生きていけるのです。

何ができるのか、何をしたらよいのかがわからないことが、私たちが生きていく上で大きな壁となって立ちはだかっているような気がします。この壁は、とてつもなく厚くて高いです。ですが、少し壁の横を覗いてみれば、案外そこには道があるかもしれません。

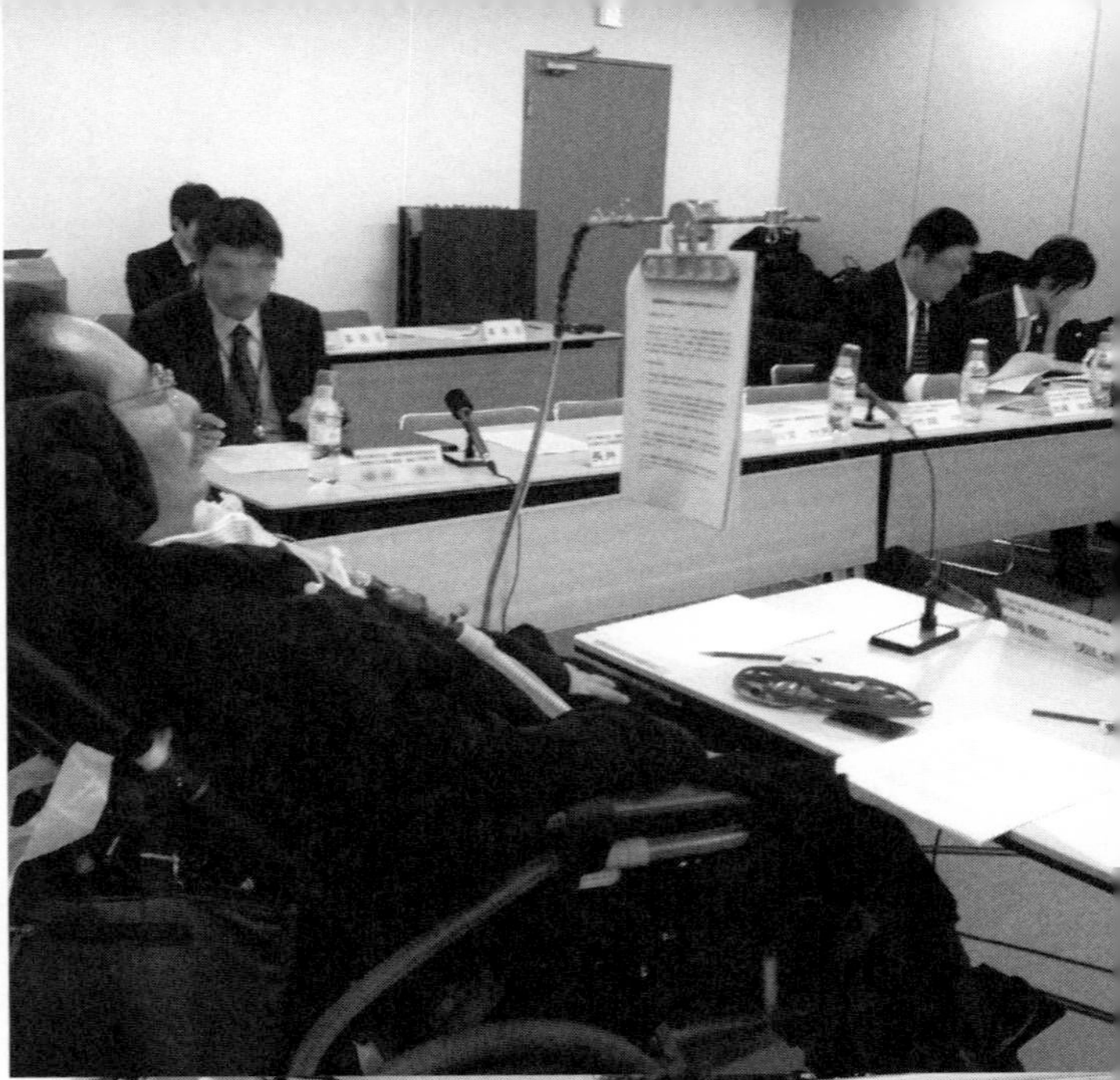

厚労省の会議に出席。同じ目標に向かって協力することも。社会保障制度は大変充実してきている。

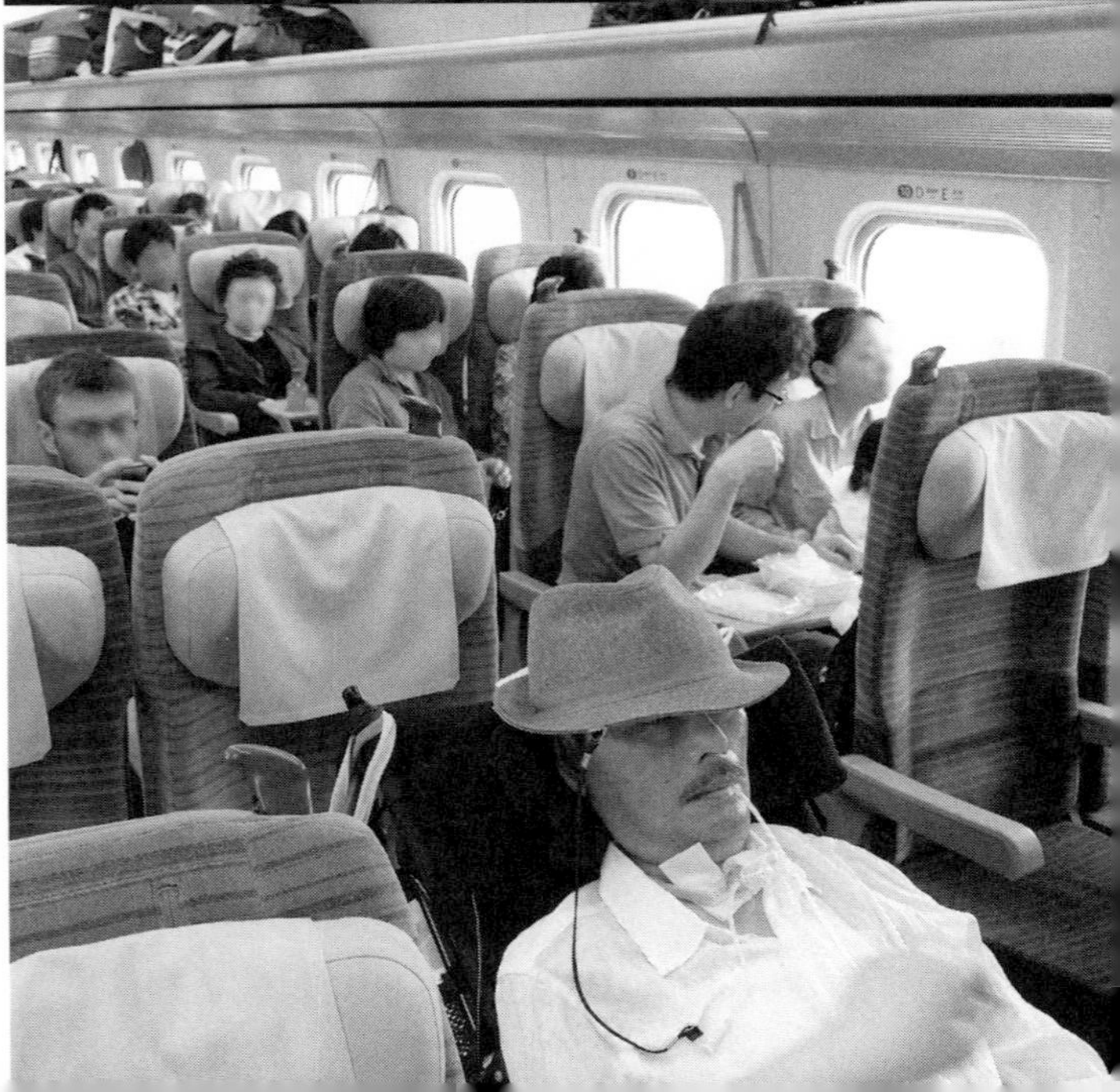

新幹線で講演会に向かう。

## どうして生きづらいのか？

障害者と健常者の生きづらさの境について、それは、社会の構成概念に左右されると思います。

呼吸器の装着についてよく言われるのですが、目が悪くなれば眼鏡をかけるように、呼吸機能が悪くなれば呼吸器をつければよいと。私も人から言われたことがありますが、何を言っているんだと思いました。眼鏡と呼吸器では違い過ぎると。しかし、視力が悪いことは大変な障害にもなるという当たり前のことを忘れていました。一方で、やっぱり呼吸ができないことは視力とは違った側面があって、死ぬことがあるということ。

生きづらいや、生きにくいということばをよく耳にするようになりましたが、本当に死に直結する場合と、そうではない意味の場合があると思います。どちらが深刻かを論ずるより、どうしたらよいかを考えたいですが、どうして生きづらいのか？をまず知らないと思います。私の場合は、社会制度と介助者不足と、社会に実態が知られていないことだと身を持って感じています。

私は、自分が生きる決意をすることと、生きていけることは別なのだということを知りました。こういう経験をする人はどんな人たちでしょうか？障害者や高齢者や病気の人や虐待を受けている人たちだけでしょうか？生きる意志があるのに生きていけないことを、人は想像できるでしょうか？

自分が目指したい社会はなんだろうかが自分でもはっきりわからないので、学校の講義やシンポジウムなどで機会があると質問をします。「皆さんは、未来はどんな社会になってほしいですか？」と。だいたい答えは集約されています。日本においてはですが、「みんながそれぞれに希望することが実現できて、それぞれの多様性が認められる社会になってほしい」というものです。

そこには、人がそれぞれ望んだ生活を実現できるかどうかの、社会の問題が大きく存在しています。私たち障害者や高齢者の増加について、持続可能な社会の姿が経済的に見えてきていません。では、私たちはどうしても社会の負担となってしまうのでしょうか？

それに対する回答をたった一人だけ言っている人がいます。その人は、「弱者も含めて誰もが一緒に生きていけるのが、次の人類の進化なのだ」と。まったくよいことを言うなと思いつつ、人類の進化というレベルほど難しいことなのだなとも思います。

学者は、障害者も高齢者も社会に必要だと言っています。もちろん、私もそう思っていますが、経済的な側面で言うとお荷物なのでしょうか？社会で必要な存在なら、たくさんの税金を払うことである程度解決しますが、そこにある精神はどんなものでしょうか？

私は、公共のインフラと考えられないかと思っています。橋もダムも道もイニシャルコストもかかるし、ランニングコストもかかるし、老朽化もします。それを受け入れながら生きています。どうして人間だけが、そうやって受け入れられないのでしょうか？

人の唯一まったく自由になる、意識や心を変えていくにはどうしたらよいのでしょうか?

ラグビーでよく知られることばに、「ノーサイド（no side)」があります。試合が終われば、敵味方はなく「みんなが一緒」という意味です。私には、「それぞれに立場や役割を持っているが、立場や役割を離れれば皆同じ」を表しているような気がしています。ノーサイドは、決して境をなくすということではなくて、それぞれのチームがあるからこそのノーサイドだと。

ラグビーには、「ひとりはみんなのために、みんなはひとりのために」という意味の、「One for all All for one」ということばもあります。このことばは、まさに理想の社会を表していると思います。私が、「未来はどんな社会になってほしいですか?」と尋ねる時、このことばを発信しています。障害を持った人だけではなく、全てのみんなに当てはまるこのことばは、「皆同じ」を表していると私は感じます。障害者になった私にとって、とても響いてくるものがあります。

「皆同じ」とは言い難い社会だから、「皆同じだ」とわざわざ発信しなければなりません。私たちは、普通とは違う存在と思われる場合が多いですが、実はみんなと同じなのです。しかし、そういうことはまったくの理想で、障害を持っていることは明らかに健常者社会の仕組みの枠からはみ出すことが多々あります。

人は、それぞれに違う存在です。社会は、様々な人の構成で成り立っています。それを包含しているのであって、決して一つの規範にそっているわけではありません。しかし、わたしたちは時として障害を持っていることでひとくくりにされ、別の人たちという存在になってしまいます。こういうことを考える時にいつも思うのは、皆一緒であること、一人ひとりが違うことの両方を当たり前に受け止められるようになってほしいということです。

ラクビーには、「ONE TEAM（ワンチーム）」ということばもあります。二〇一九年に、ラグビーワールドカップが日本で開催され、日本代表を率いたジェイミー・ジョセフヘッドコーチが掲げたことばです。その年の流行語大賞になりました。日本代表はそのことばのように、ワンチームとなって大活躍をして日本中を興奮の渦に巻き込みました。

私は、特にラグビーと縁があったわけではありませんが、発病したことでラグビーとご縁をいただきました。あの、世界的名将と言われている元日本代表ヘッドコーチのエディー・ジョーンズさんも、二年に渡ってＡＬＳのチャリティに協力してくれています。感謝に堪えません。

こんなにラグビーに考えさせられるとは思っていませんでした。そのラグビーが、ＡＬＳを支援してくれているとは。感謝と共に、これからもこういう精神を発信していきたいです。

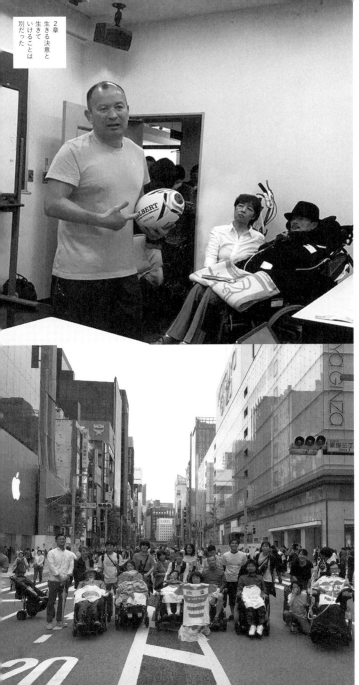

世界の名匠が身をもって示してくれた「One for all」

ラグビー元全日本代表選手たちと「ONE TEAM」

## 癖になったこと

体が動かなくなってしまってから、介助者に体を横に向けてもらう時に目を閉じることが癖になった。一度目から流れ出た涙がもう一度目に入ると、とてもしみる。汗が目に入るとしみることは誰でも知っているが、私はこれまで涙が目にしみることを知らなかった。成分的には当たり前なのかもしれないが、感覚的には皆さんもそうではないだろうか。

年末になると、私の部屋はクリスマスツリーの飾りだらけだ。十数個ある。健康だった時には、クリスマスの思い出は子どもの頃にしかなかった。大人になってからは、特にクリスマスを祝ったりイベントをした覚えがない。

発病してからは、季節の行事をとても大事にするようになった。理由は明快だ。来年も見られるかどうかわからないと思うようになったからだ。

そんなことは生きている人にとってはみんな同じだし、私も健康であろうがなかろうが同じだったのに、発病して初めてそういうことを感じるようになった。桜を見ると、「来年は見

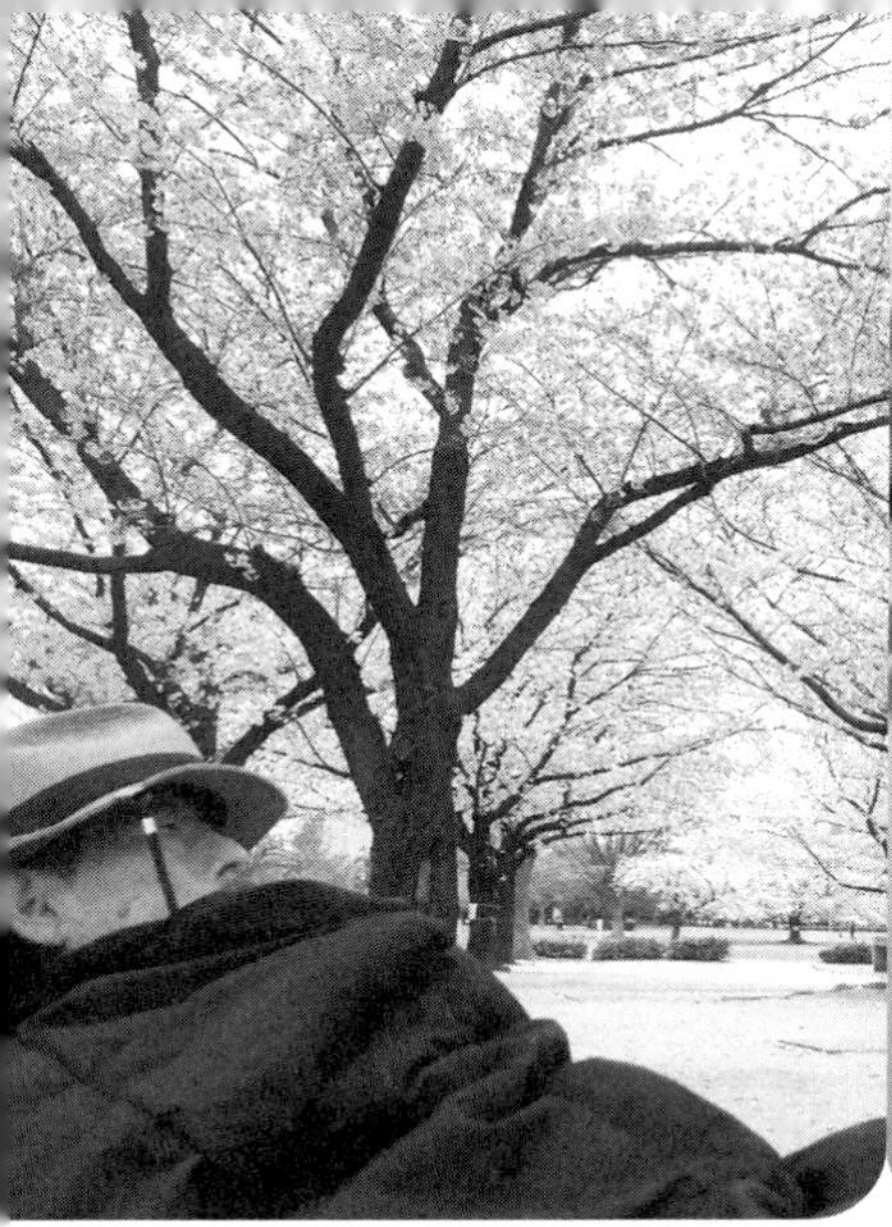

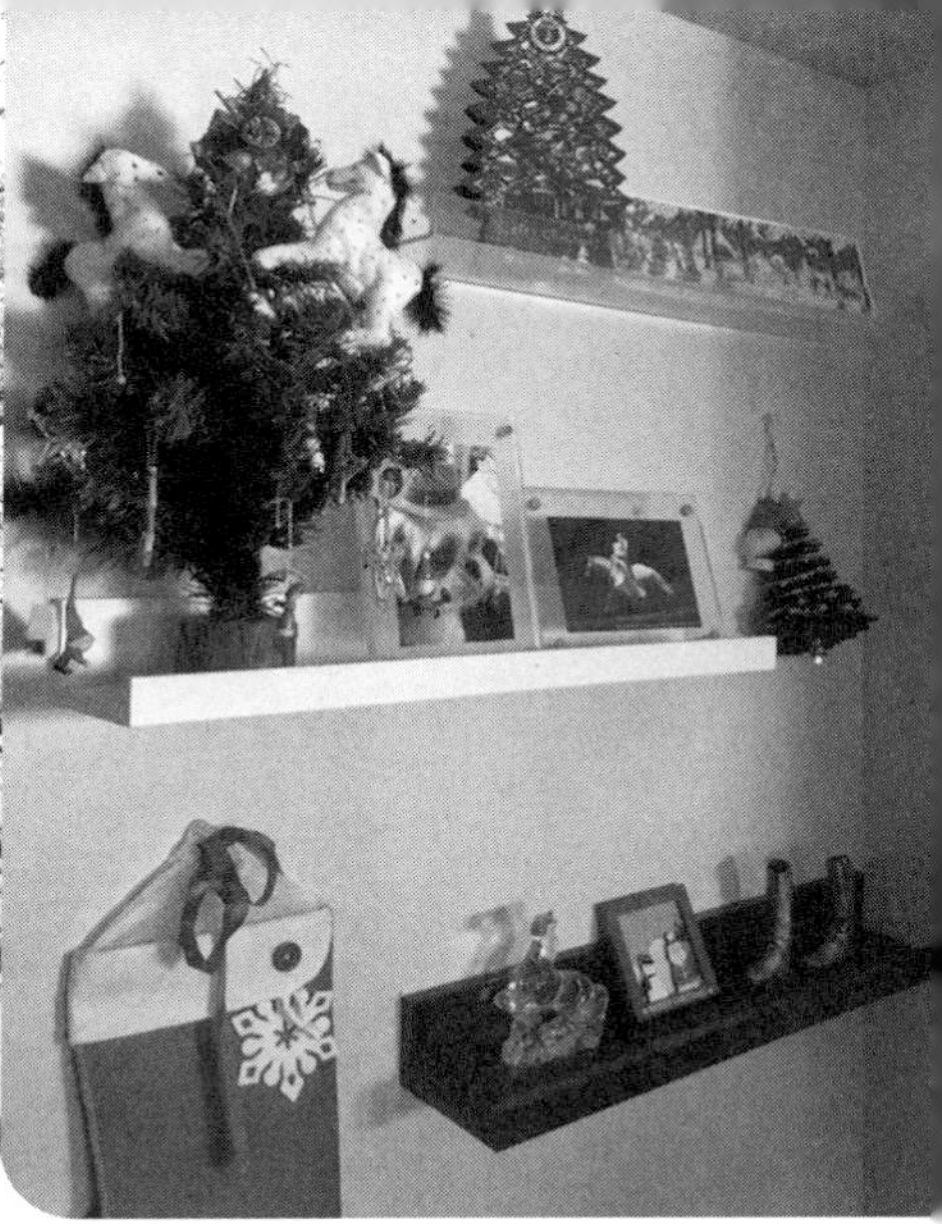

られないのだろうな」と。
そう思ってから、早十数年も経ってしまった。まったく趣きはないのだが、今では、きっと来年も桜を見られるだろう。再来年はないかも？と思っている。感覚は不思議なものだ。

クリスマス、私を取り囲んでいるツリーは全てもらったものだ。プレゼントしてくれた方たちは、「来年はないかも……」というメッセージを私に届けてくれているのかな？
まさかね（笑）。

# 3章

# 無限にある生き方をどう生きるか

# 1 私にできること

## 私の生き方

私は、呼吸器をつけるのが二週間遅れていたら死んでいたでしょう。そのほうがよかったかもしれませんが……とにかく、社会資源と介助者の確保に苦労したわけです。それは、まさに命に直結した問題です。

患者団体のＡＬＳ協会で活動をするようになって、協会でどうして介助者不足に取り組まないのか不思議でなりませんでした。十二年くらい前のことです。その後会長にもなりましたが、活動を五、六年やってみて、この問題は難し過ぎて協会では扱えないのだとわかりました（二〇一九年より、「ＡＬＳ協会鹿児島県支部」がこの問題に取り組んでいる）。

介助者不足は、日本全体の問題です。しかし、私たちのような重度の身体障害者の介助ができる介助者は、普通の介助者不足の比ではありません。介助者全体の一～二％しかいないのです。特殊なコミュニケーションの獲得や医療的ケアなどが必要で、単価が安くて（介護保険の訪問介護に比べて重度訪問介護は約六割の単価）、リスクを伴うような介助をやる事業所なんてあるはずもないわけです。私のところにも一般的な介護を提供している介助者が面接に来たこともありましたが、呼吸器を見た途端に帰る人ばかりでした。難しいケアを同じ給料でやる人は、よほど介助にのめり込んだ人だけなのです。

私は、ライフワークは難病患者のコミュニケーション支援活動をしたいと思っていた時期がありました。しかし、その活動もピアサポートも、すればするほど介助者がいなければ何も始まらないのだと思うようになっていきました。パソコンを使えたとしても、介助者にセットしてもらわなければ使えません。社会制度が整備されても、介助者がいなければ活用できません。

私は、法律の改正などにも携わりました。橋本操さんの後ろにくっついて行って、患者にとってとても大事な吸引（痰や唾液を直接気道や鼻や口から除去すること）や経管栄養（経管によって胃に直接栄養を入れること）が、介助者でもできるようになりました。私が中心になり、重度訪問介護の制度で入院中に介助者が付き添えるようになったものもあります。しかしそれも、介助者がいなければ使えません。

介助者は、生きていくために必要な存在として、私は、「生きている呼吸器」とも言っています。ないと「生きる」を実現できません。まさに自分自身の一部です（一部と言っても、五割くらいかもしれません）。

こんなわけで、介助者の問題に取り組みたいと思うようになりました。どんなに難しいかはよくわかっています。それでもやらずにはいられませんでした。二〇一五年頃に決心をして、具体的に動き出したのが二〇一七年頃。そして、二〇一九年にＮＰＯ法人「境を越えて」が始まりました。幸いマスコミに取り上げてもらう機会や人脈にも恵まれました。「境を越えて」では、「介助者がいれば自分らしく生きられる」をミッションとし、三つの柱を掲げ、三つの柱が相互に関連しながら活動を実施しています。

一つ目の柱は、「知ってもらう」です。知ってもらわなければ、何も始まりません。イベントの開催やメディア出演、カリキュラム化プロジェクト、コラム集【境を越えた瞬間】発行などを通して、介助の現実と魅力を発信しています。二つ目は、「育てる」です。当事者や支援者への介入や現場向けの講座の実施を通して、介助者を増やし、続けていける仕組みづくりを目指しています。主な活動は、生活力向上講座、生活介入プロジェクト、「特殊なスタンスとスキルを持つ介助者の会」開催、現状把握などです。三つ目は、「繋がる」です。ネットワーク構築とその活用として、全国の学生介助者の交流会や、当事者と介助者のマッチング・フォローなどを行っています。

微力であっても活動を続けて、僅かでも社会に風を吹かせたいです。

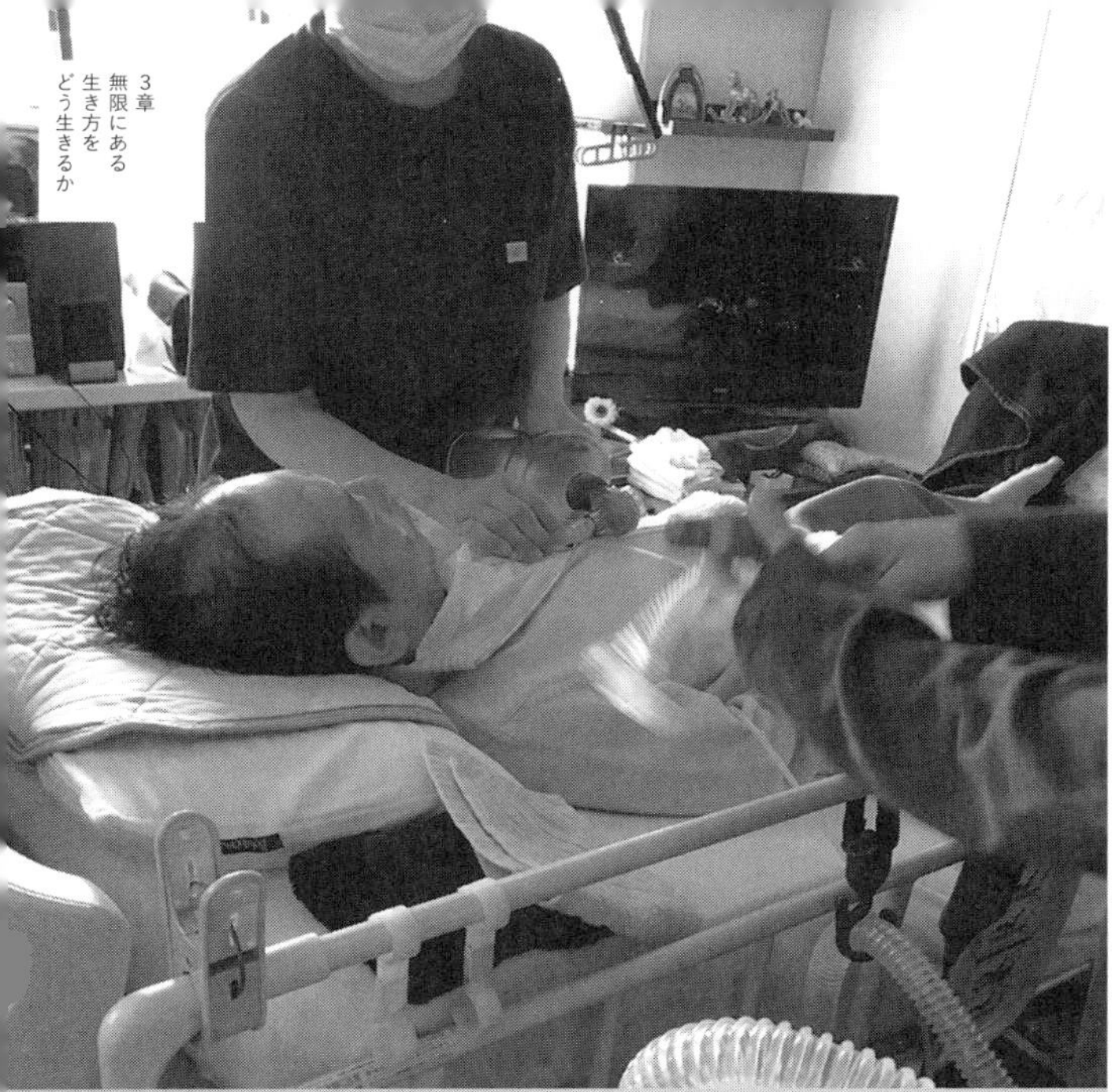

人の手による人工呼吸で生きている私。

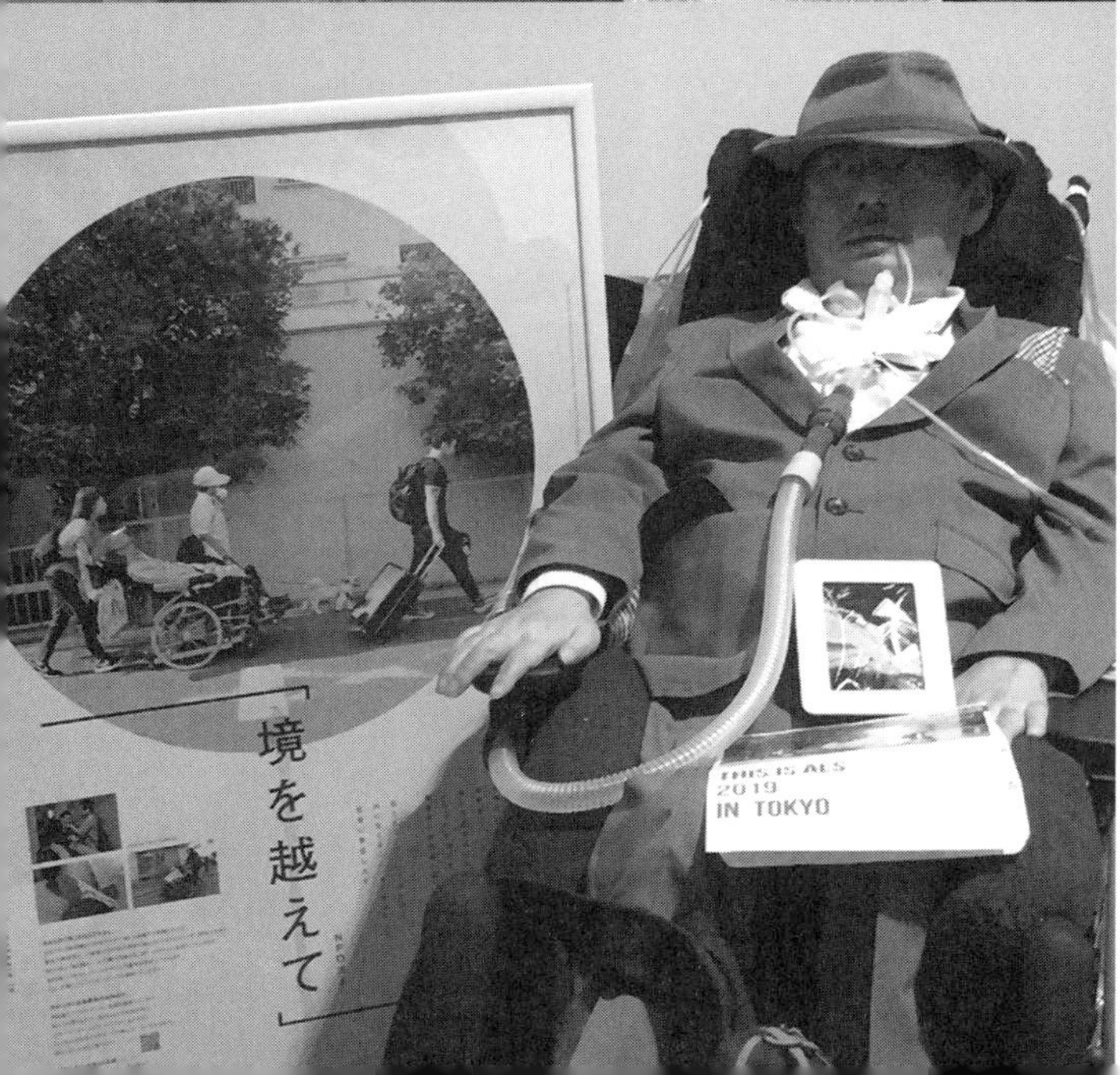


私のライフワーク「境を越えて」。

## 活動の源はどこから？

人から、「岡部さんの活動の活力やモチベーションは、どこからくるのですか？」とよく聞かれます。私も、どうしてやりたいと思うことがこんなにあるのか自分でもわかりません。

モチベーションの一つは、私の病気は進行性なので、明日は今日より悪くなっています。なので、今日できることを精一杯やる、「今日すべきことは明日に伸ばすな」なのです。

ラテン語には、「明日できることは今日するな」ということばがあるそうです。学生時代にこのことばを知った時は、さすがラテン系だ、楽天的というか勤勉な日本人とは逆だなと思いました。発病してからは、今日やるべきことを一〇〇％やりなさい、明日でもできることをやっている場合ではないのだ、という意味かもしれないと思うようになりました。

そんなことを考えるようになるほど、私はいつも自分の残り時間について気にしています。だからとにかく、今できることを精一杯やっています。少し焦りにも通じています。友人たちにも、自分の残り時間は少ないと感じて活動をしている人たちがいます。痛いほどその気持ちがわかります。

もう一つ、もしも発信ができなくなったらどれほどつらいだろうか、もしかしたら死ぬよりつらいかもしれないという思いがあります。

発病した当時、もしALSが治るならどんなにつらい治療でもリハビリでもやろうと思いました。死ぬほどつらくても絶対にやると思いました。それをいつも思い出します。私はまだ発信ができるのです。発信が難しい人たちから見ればどんなに恵まれたことだろうかと、疲れた時やサボりたくなった時に考え、患者仲間を思い出し、「今できることを一二〇%やろう」と決意を新たにするのです。

私は、病人であることを忘れるかのように三百六十五日働き続けています。もちろん体調が悪い日も多いですが、活動を続けています。それは、発信が難しくなった人から励まされているからでもあるのです。

活力やモチベーションには、「人が大好きだ」ということもあります。活動すると、本当に色々な人に会うことになります。そういうことが嬉しくて、それに喜びを感じながらまた活動をしています。

私は、人間は素晴らしいなと思っていますが、その反面、ロクでもないなとも思っています。人間のやってきたことを記録した映像や書籍などに触れると、人間の愚かしさや恐ろしさに愕然とします。もちろん素晴らしさにも感動するのですが、割合は愚かしさや恐ろしさを記録したもののほうが多いと感じます。

その少ない素晴らしさに巡り会えるから、人と出会うことや関われることが好きなのです。好きな人に会えると、嬉しいに繋がります。ラッキーと思うのです。本当に嬉しくてたまらないです。

もう一つ言うと、私は人のよいところを見る才能があると思っています。人はロクでもないと思っている分、人によいところがあるととても嬉しくなってしまいます。サラリーマン時代に、能力は高いのですが性格が難しくてはじかれていた子たちを集めて抜群のチームをつくったという、テレビドラマみたいなことがありました。それで、「猛獣使い」と呼ばれていました。現在は優しい介助者に囲まれていますが、実は今も猛獣使いなのかもしれません。

昔、妻に言われたのですが、「あなたの人間関係はありがとうの関係で、お互いにいつもありがとうと言っている。私はすみませんと言っている人間関係なので羨ましい」と。父親からも晩年、「お前は友だちがたくさんいていいな」と言われました。たくさんの友人に恵まれていることは確かです。抜群にバランスのよい人が何人かいて、今でも癒されています。

ある取材で、「幸せを感じる時はどんな時ですか？」という聞き方をされたことがありました。楽しみや生きがいはなんですか?というのはよく聞かれますが、幸せは?と聞かれたのは初めてでした。何も考えずに即答しました。「心が動く時です」と。これが本音だとわかりました。身体は動かないですが、心は動くのです。

能天気な話ですが、発病前は、幸せですか?と聞かれたら、「はい、とても幸せです」と答えたでしょう。本当にそう思っていたし、本当に些細なことに幸せを感じることができました。

例えば、街でたまたまショーウィンドウに素敵な白いセーターを見ただけでも、少し幸せな気分になりました。見ず知らずの人が自転車のカゴに枝豆を積んで走っているのを見ただけでも、きっと今晩はうまい夕食なんだろうなと思って少し幸せな気分になっていました。数えたらきりがないほど幸せを感じていました。まして、自分が直接やっていることなどについては、本当に幸せだと思っていました。

今は、いいなと思う人と出会う時、その人と関われた時も心が動きます。それは、時間と空間の共有です。その人のよい面を見られた時はかなり動きます。人が喜んでいるのを見るのが大好きなので、みんなの笑い声が聞ける時もかなり。人が喜ぶことが、本当に好きなのです。それが、こうして生きていられる要因の一つなのだと思います。

患者や患者家族の嬉しそうな姿に触れるようなとても大きなものから、毎日の介助者の笑顔や、介助者がおいしそうにご飯を食べているのを見るような些細なことまで、相当嬉しいです。もしかしたら、そういう性格なので私の介助者は続くのかもしれません。

好きな曲を聞いている時も、好きな場所にいる時も、青空を見ても、マジックアワーの夕方も。逆に、私が怒らないといけない時はネガティブな意味で心が動きます。今は、大きな目標を持っているので、それに向かって少しでも進んだ時も心が動きます。患者の役に立てた時も、立てなかった時も。

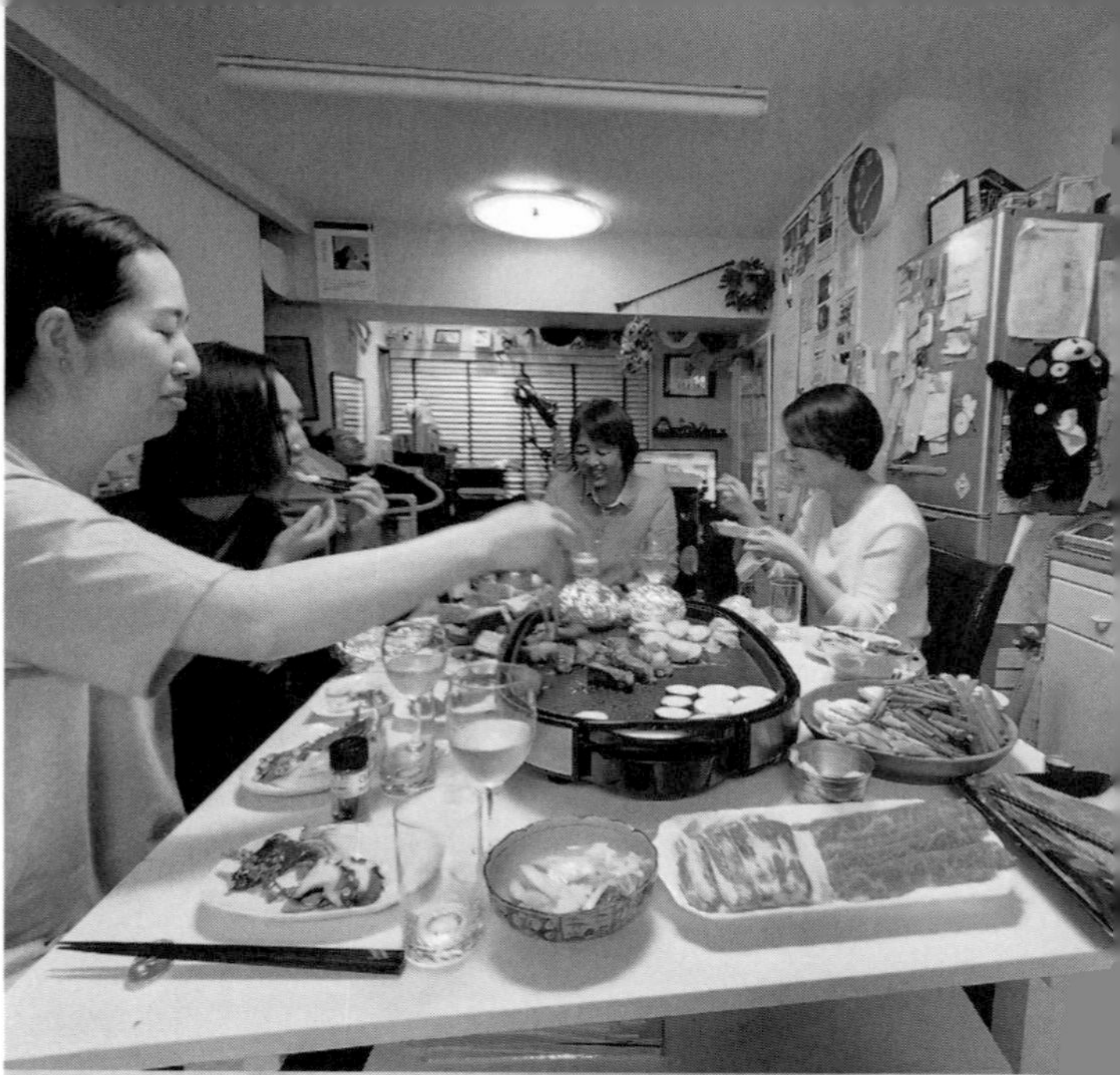

みんなとの食事会への参加。

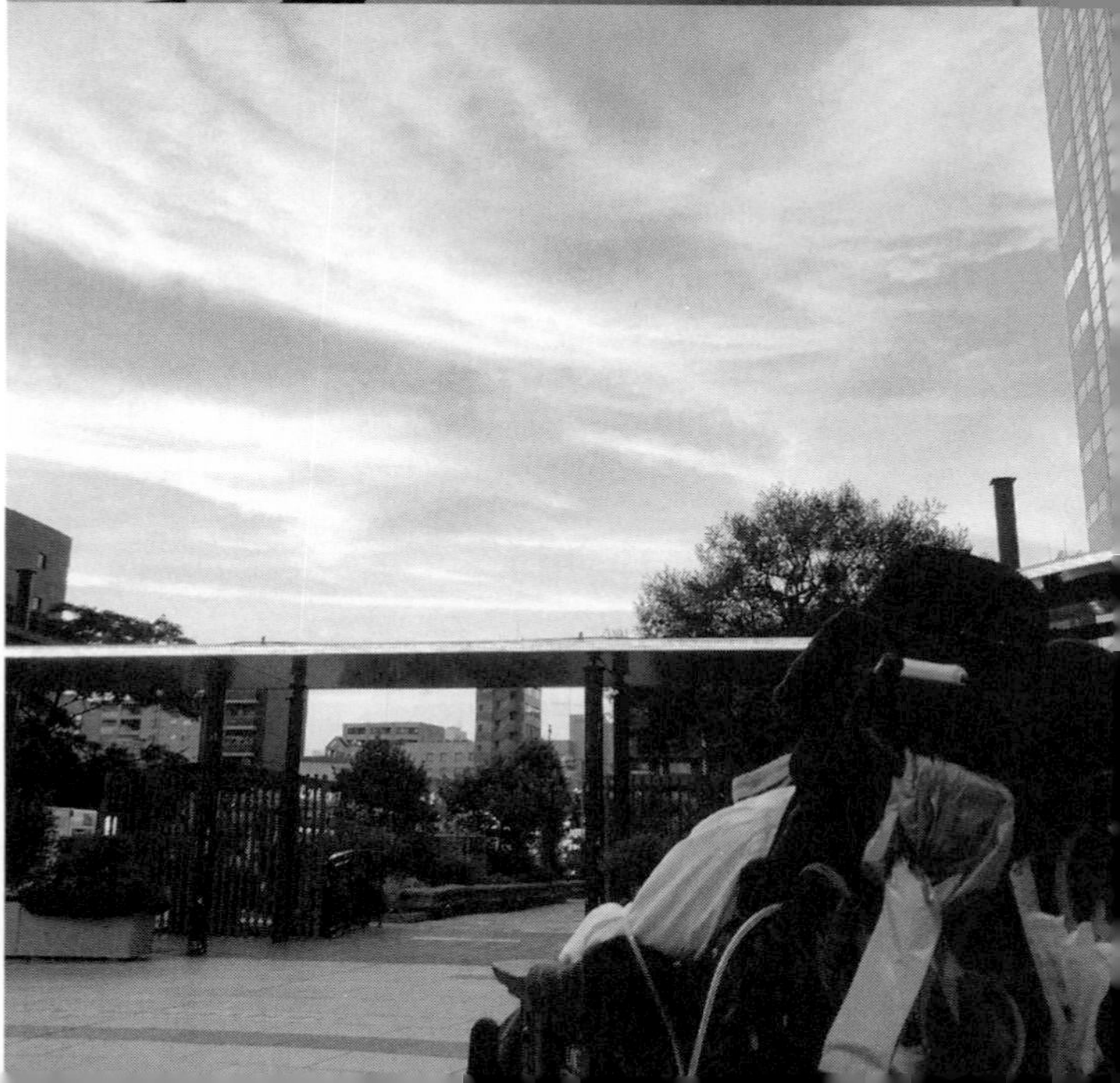

明日はくるか？夕方の日が沈む瞬間。一日で最も美しい時間と言われている。

## 2　コミュニケーション

### テクノロジー

私は、コミュニケーションの手段をいくつか持っています。パソコンを利用するいわゆるハイテクな方法と、口文字と文字盤というアナログの方法です。ハイテクもアナログもいくつかの手段を持つことにより、病状の進行に対応できたり環境の変化にも対応しやすくなります。

パソコンの入力は、姿勢にもよりますが三十分でメールをやっと一通ということもありました。かつては、ハイテクの方法を「ＩＣＴ救助隊」にサポートしてもらっていました。

難病患者や重度障害者のコミュニケーションをＩＣＴ（情報通信技術）を活用して身近に支援するＮＰＯです。

また、遠隔コミュニケーションが可能になる「OriHime」（オリヒメ）と二〇一四年に出会いました。「OriHime」とは、株式会社オリィ研究所が開発している分身ロボットです。「ロボットと人ではなく人と人を繋ぐロボット」のコンセプトで開発されています。

最初は、ＡＬＳ患者のようこさんとの出会いからでした。彼女は、「OriHime」を使って色々なことにチャレンジしていました。色々なチャレンジというのは、今の「OriHime」に比べたらびっくりするくらいの小さなトライです。外出しての散歩と、みんなとの食事会というものでしたが、それでも私たち患者にとっては大変な革命に思えたものです。今でも、ようこさんが嬉しそうに話してくれたことが印象的に頭に浮かんできます。

ＡＬＳ患者に限ったものではないですが、重度の障害を持った人は外出はもちろん、社会参加をすることがとても難しいです。社会参加なんて大げさなことではなくても、友人と集まることさえ難しいのです。

そのあと、私も「OriHime」の開発に携わらせてもらうことになっていきました。家に「OriHime」がやって来て、まず視界が開けました。首が動かないと、どんなに視野が狭くなるか知っているでしょうか？人の視野は、草食動物、例えば馬に比べたらもともと狭いのですが、これほど狭いのかと驚いています。上下も左右もかなり制限されます。それがテクノロジーのおかげで、部屋が見渡せるようになったのです。

昔からＡＬＳ患者には、「天井を見て人生を送っている」という表現が使われますが、テクノロジーはそんな暮らしから私たちを解き放ってくれます。ことばだけではなくて、アクションを添えることも得たのです。それは、思っていたより大きな喜びでした。

私は、幸いにしてオリィ研究所を設立した吉藤健太朗さん（オリィさん）と、サイバーダイン株式会社（世界初の装着型サイボーグ型ロボット「ＨＡＬ」を開発）の創業者の山海嘉之先生の二人に出会いました。

山海先生は、「弱者も含めて誰もが一緒に生きていけるのが、次の人類の進化なのだ」と言った人です。世界的なロボットの開発をしている工学博士で、もしノーベル賞に工学部門があったら受賞しているだろうと言われているような人です。

山海先生が素晴らしいのは、研究やロボットの開発に人への思いが貫かれていることです。先生は、「人への思いがないとテクノロジーやサイエンスはまったく間違った方向に進んでしまう」といつも言っています。そして、患者や障害者のために、自分の研究を提供しようと寝食を忘れて日夜研究や開発に取り組んでいます。研究し開発したものを実際に使えるものにするためには、社会のルールに適合させる必要がありますが、その壁が破れない時は社会のルールを自分でつくっていく人です。

また、「一つの分野では、問題解決や新しいことを生めない」と常々言っていて、研究の実現のために他分野と広く連携しています。その考えを、子どもたちにも発信しています。普通は子どもたちに、「夢を持とう」と言いそうですが、先生は、「人の夢を一緒に実現することも素晴らしいことだ」と言うのです。徹底的に当事者を想像する力、当事者への思いが強いのではないかと思っています。子どもに対しても夢を持つことの難しさを想像できるから、こういう発信をするのだと思います。

話す時は、いつも車椅子の横に膝をついて目線を合わせて話してくれます。「先生、高いスーツの膝が汚れますよ」と気になって話が少し上の空になってしまう私です。

私は、この山海先生とオリィさんのおかげで、世界で初めて生体電位によるスイッチのトライや、分身ロボットでコーヒーを給仕する体験をさせてもらい、その姿が世界にも放映されました。

もう一つ、お二人をすごいと思うところは、社会を変えるとか変えたいとか考える人はたくさんいますが、山海先生は本当に変えてしまうところです。オリィさんは、「変える」などとは言わないで、今の社会に受け入れられるものを独自に開発して、自然に社会が変わってしまうようなことをしているところです。

テクノロジーが私たち重度の障害者にもたらしてくれるものに、大変な大きさを感じます。できないことが可能になることは本当に素晴らしい。私は完全なアナログ人間ですが、それでもテクノロジーがもたらしてくれるものの大きさがわかります。

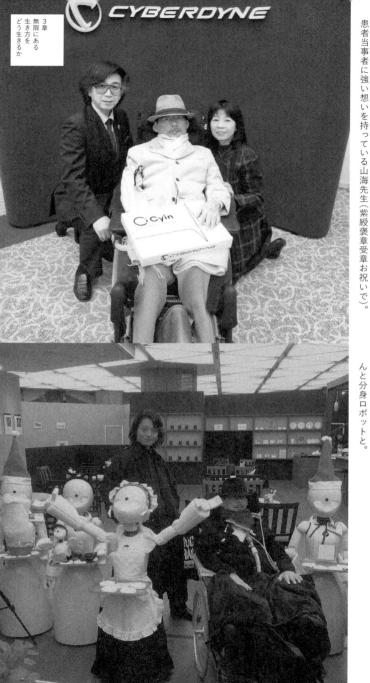

患者当事者に強い想いを持っている山海先生（紫綬褒章受章お祝いで）。

「孤独は消せる」。寝たきりの障害者に働く喜びをもたらしたオリィさんと分身ロボットと。

## コミュニケーションをとろう

私のように特殊な方法でしかコミュニケーションがとれない者でも、意味のない世間話が嬉しい時があります。健常者でも、たわいもない会話を楽しむことはよくあることです。私は、コミュニケーションは手段で、目的は意思を伝え合うことだと思っています。結果として、ケアの内容が伝わったり相互の考えがわかったりします。コミュニケーションは手段ではなくて、目的そのものにもなります。

口文字は早くてとても便利なのですが、現在、病気の進行により使うことが難しくなってきたので、眼球の動きで透明文字盤の文字を一文字ずつ指し示す「文字盤」を主体の道具にしてコミュニケーションをとっています。

文字盤も長い時間はかなり疲労するようになりました。私とコミュニケーションをとるためには、ひたすら時間を要することに耐えなければなりません。忍耐が必要です。私が講演などでの五分の原稿をつくるためには、文字盤でちょうど三時間かかります。しかも、熟達した介助者が文字盤をとった場合でです。

会議などでこれを許すと大変なことになるのですが、ある会議でこんなことがありました。私の話の最中にほかの意見や雑談を制して、「みんなで聞こう」と言う人がいたのです。このような会議の進行をする人に初めて出会いました。その人は、難病の重症筋無力症の当事者です。見た目と行動はまったく難病には思えないバイタリティに溢れた人です。国の数々の検討会や審議会の委員でもあります。

会議後の懇親会でも、人への気遣いに驚かされました。一番上の立場にも関わらず一番働くのです。みんなの注文をとったり、何か足りないものはないかと目配りしたり、みんなが食べているかなど、いつも優しく気配りをしていました。こういう人が、日本の社会を少しよくしてくれているなと身体で感じています。

テクノロジーは、凄まじい発展をしていて、私たちに多大な恩恵をもたらしてくれています。しかし、そこには必ず人が介在しています。私は、介助者がいなければテクノロジーを使うことは不可能です。開発するのも人です。だからこそ、人が大事なのです。どんなにテクノロジーが発達しても、人がいないと始まりません。テクノロジーと人、両方が必要だということを身体から強く感じています。

患者にとってのコミュニケーションとは、なんなのでしょうか？その時によって変わっていくものだろうし、みんなに当てはまるような答えはないでしょう。

ある時、コミュニケーションがとても難しくなった患者二人に続けて会いました。一時はまったくコミュニケーションがとれなくなった時期もある人たちです。一人は、二時間かけて、「これからもよい関係でいてください」と言いました。二時間かけて言われた重みを、私はしっかり受け止められただろうか。

もう一人の患者は、その患者のコミュニケーションにとても熟達した介助者が、コミュニケーションをとるためだけにケアに入っている場面に立ち会いました。もう普段はほとんど誰とも話すことができていない人ですが、その時は一時間かけて、「お・れ・の・い・ん・か・ん」と言いました。気の遠くなるようなやりとりですが、それぞれにその時に話したいことを言っているのです。

もうコミュニケーションがまったくというほどとれない、答えが表情だけという友人の患者もいます。笑顔がとても素敵な人です。

まったく表情がない人もいます。私の親しい患者に、数年前にはかろうじて目の動きでコミュニケーションをとっていたのですが、現在はまったく動かない人がいます。その患者と一緒にピアノの生演奏を聴く機会がありました。その患者が、健康だった時によく聴いていた曲をリクエストして演奏してもらうと、患者のつけていたパルスオキシメーター（酸素飽和度を測定する装置）についている脈拍数が通常の六十回／分から、ずっと九十回

／分に上がっていました。途中では涙も見えました。私は、これもコミュニケーションの一つだと感じました。

コミュニケーションがとれなかった患者がとれるようになった時の喜びは、患者からも支援者からも聞きます。反対に、どんなに働きかけてもコミュニケーションがとれるようにならないという話も聞きます。

コミュニケーションがとれる身体状態であっても、コミュニケーションをとろうとしない人もいます。呼吸器をつけないと決めていて、「もう少しで死ぬのに、何も話したくない」と言っていた人もいました。それは、諦めとヤケの綯《な》い交ぜのように感じられます。

コミュニケーションをとりたくてもとれない患者と、コミュニケーションがとれるのにとらない患者は、言い方によっては同じコミュニケーションがとれない患者ということになります。

最近私も、伝えられるのにどうして伝えないのだろう？と不思議に思っていた同病の仲間たちの気持ちが、少しわかった気がします。伝えることをやめてしまいたいと思うことがしばしばあるのです。病気の進行によりコミュニケーションをとることが難しくなってきたことで、どうしても伝えないといけないことも諦めてしまうことがあるのです。

私が深く尊敬する作業療法士と言語聴覚士のお二人の先生が、「言語によるコミュニケーションを越えたところに、心のコミュニケーションがある。人と人との関係性が、究極のコミュニケーションだ」と言っていました。

その先生たちは、難病コミュニケーションのセラピストとして日本のリーダーのような人たちです。患者のために、コミュニケーションのためのスイッチやマイボイスという自分の声で話しができるような装置をつくったりしています。別の人から、心のコミュニケーションなんて言われたら、きっと私は、うわべだけそんなことを言ってもなんにもならないよ、と思うことでしょうが、この先生たちが言うならそういうこともあるだろうと思います。

私も、相当コミュニケーションは不自由ですが、ＡＬＳの約一割の患者はまったく自分からは発信ができなくなると言われています。しかし、まったくコミュニケーションがとれなくなった時、誰もコミュニケーションをとってくれないことと、誰かが話しかけたり様子を伺ってくれることとでは、まったく違うと思います。

呼吸器を絶対につけないと決めている友人の患者が言っていました。「呼吸器をつけて生きる気はないが、誰も生きてほしいと言ってくれないのは寂しい」と。コミュニケーションは最後まで求めていますが、もう周りがやろうとしてくれない状態は本当に寂しいのです。

誰にも何も伝えない、伝えられないという状態だったとしても、患者も支援者も何かを待っているのです。何かを働きかけることは、そんなに問題だとは思えません。どうかできるだけ、「コミュニケーションをとろう」という気持ちを忘れないでほしいです。言語によるコミュニケーションがとれなくても、関係性は保てるのですから。

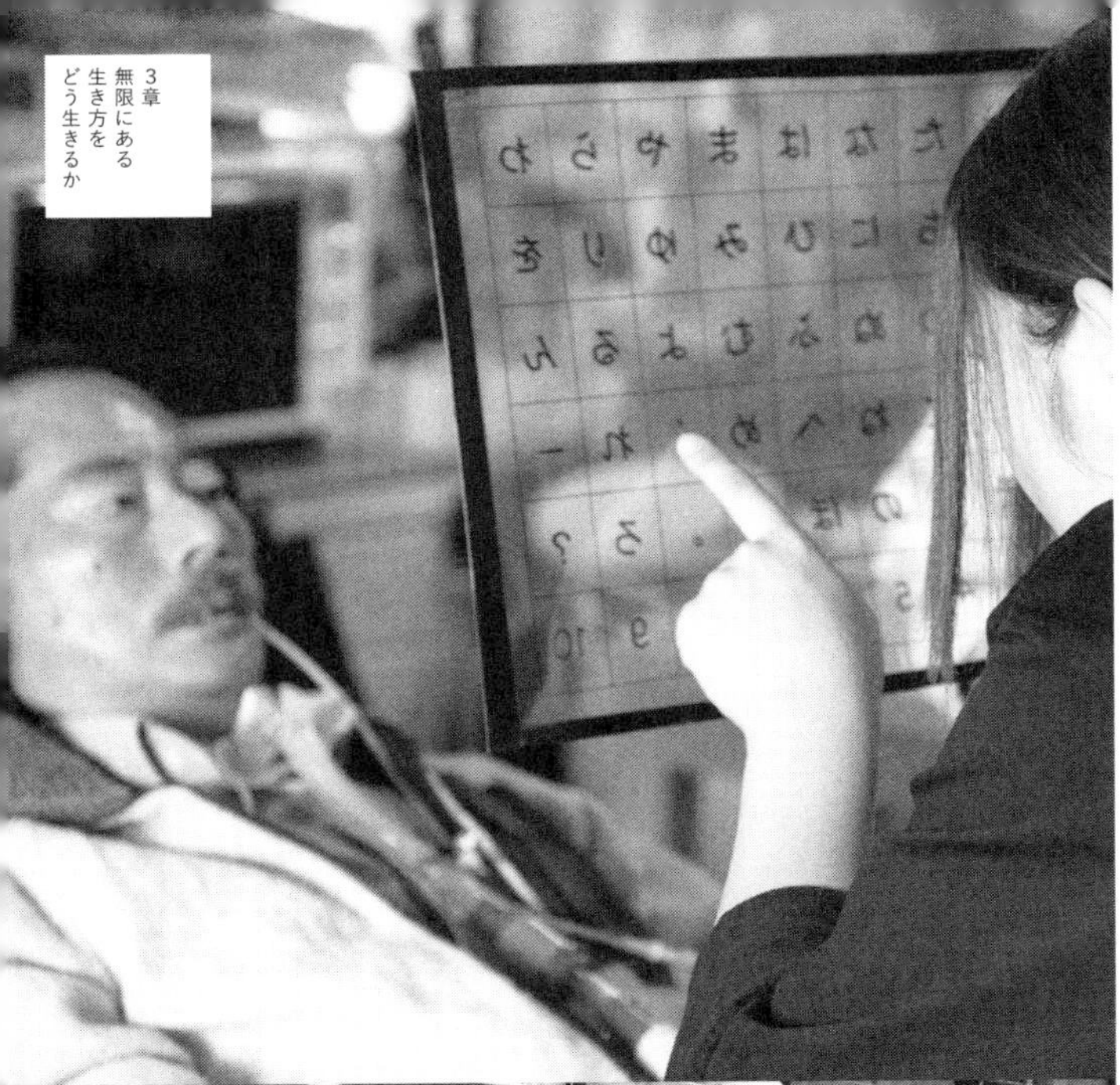

文字盤のコツは気合いと根性です。本当はお互いに諦めないこと、決めつけないことです。

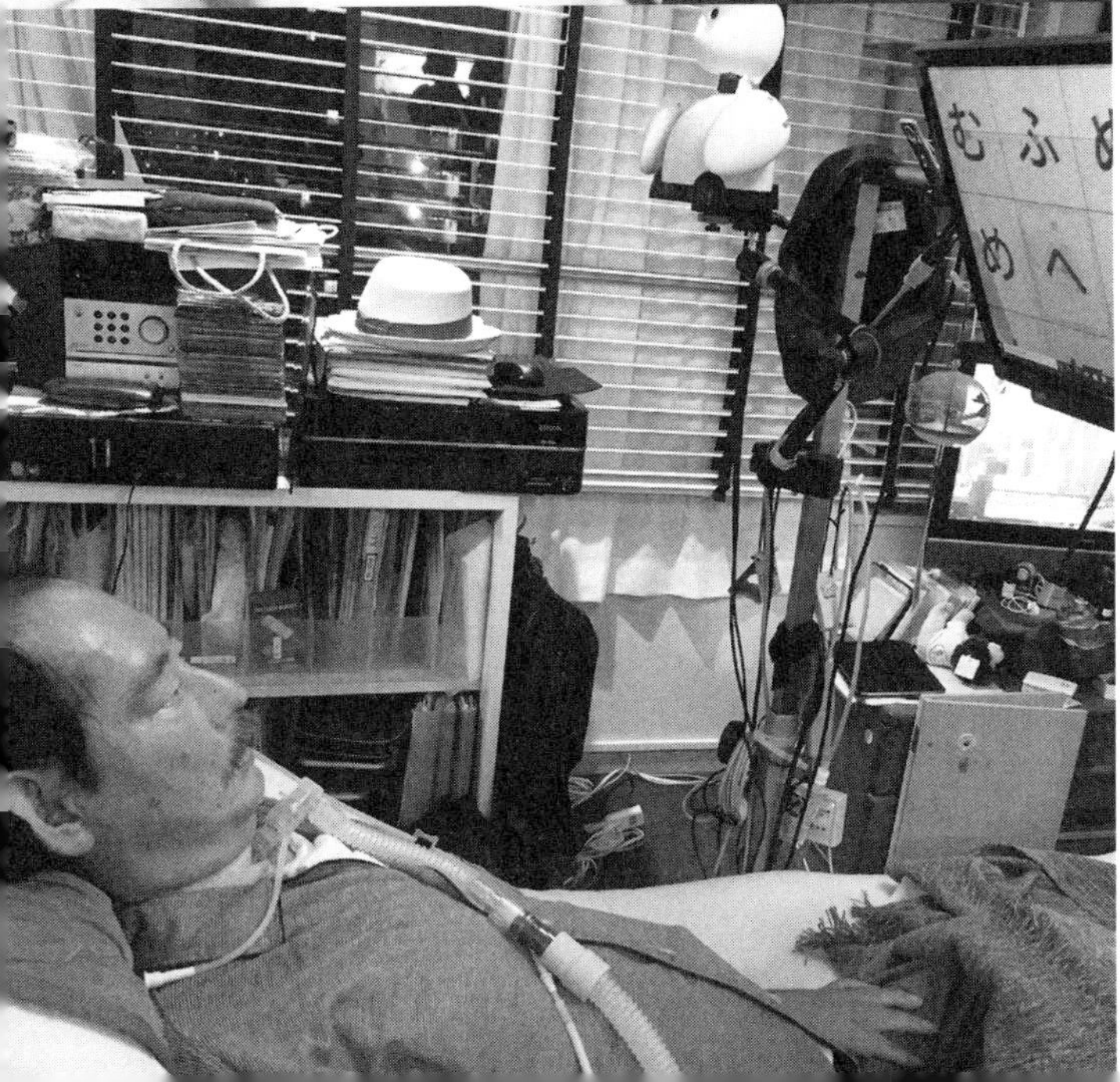

これが、血が通った分身ロボット「OriHime」です。

## ワクラバのつぶやき 3

# 「背中」……努力は報われるか？

ある国会議員が話していた、「頑張った人が報われる社会にしよう」と。これはまったく当たり前のように聞こえる。頑張った人が報われないで、どうするというのだろう？

しかし、これを聞いていた私の極めて親しい友人はこう言った。「頑張っているのに、どうにもならない人はたくさんいる。自分自身ではどうにもできない、運みたいなものがある」と。

私も、そう思う。どうにもできないことが世の中にはたくさんあって、それに翻弄されながら私たちは生きている。生まれた環境も、難病や障害を持っていることもその一つだろう。自分自身の努力や頑張りではどうにもならないことがある。努力は報われるとか、努力は裏切らないとかよく聞くことばだが、努力はしばしば報われないものだ。しかも、簡単に裏切る。

世界的なサッカー選手、リオネル・メッシさんは、「報われるまで努力するんだ」と言っていた。私はこのことばが好きだが、努力が報われようが報われまいが、自分のできることをベストを尽くしてやるだけなのだ。

元サッカー女子日本代表のエースだった澤穂希さんが、チームメイトに言っている。「苦し

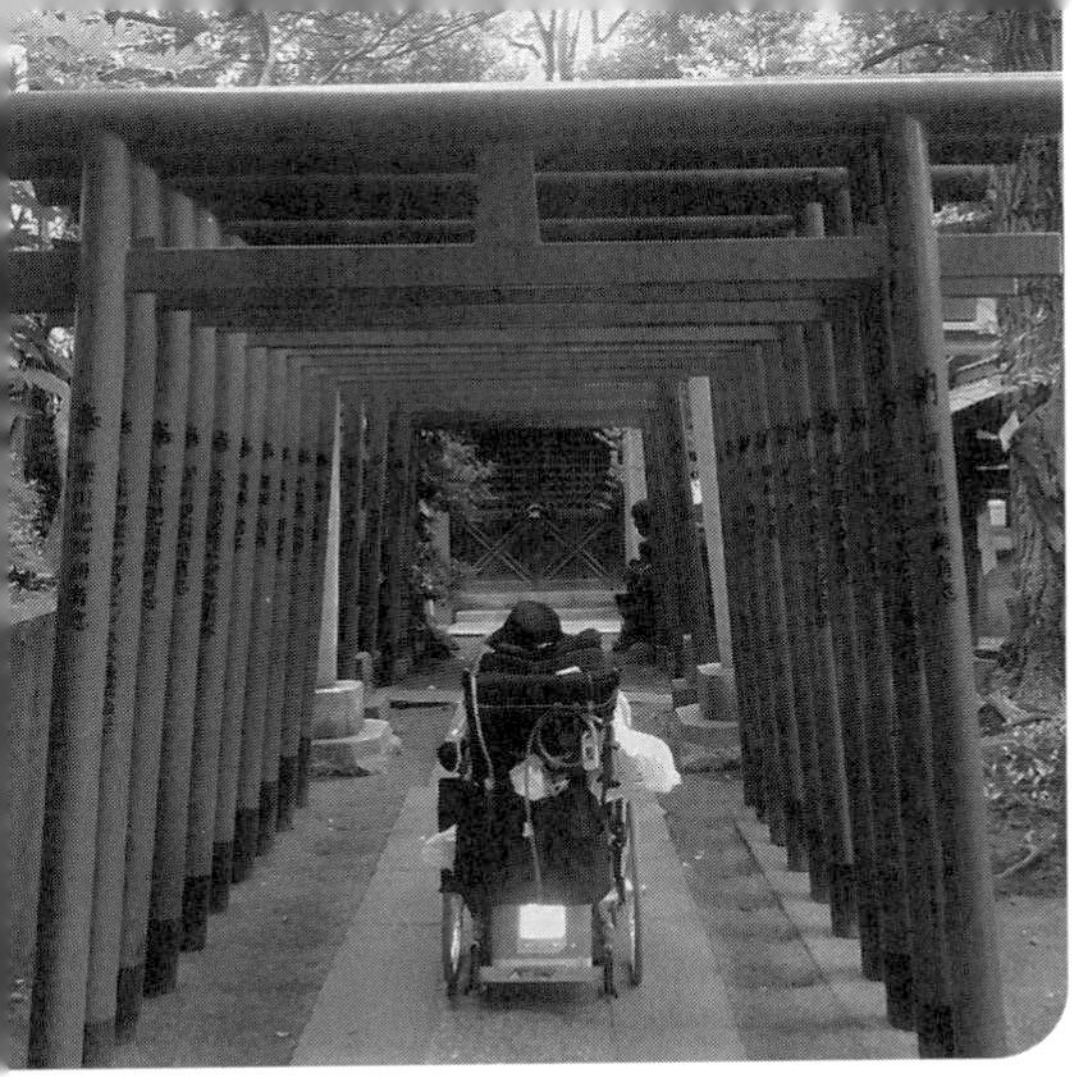

い時は、私の背中を見なさい」と。「もっと努力しなさい」より、何万倍も私は素敵だなと思う。努力なんて枠を遥かに越えたことばだと思う。

私の背中は、常にベッドか車椅子の背もたれについていて、人には見せられない。常にできる限りのことに挑戦して、自分のできる限りのことをやっている私なのに、誠に残念だ。

実はそうではなくて、病状が進行するたびに、「こんなに頑張っているのに報われない」と嘆いてしまう私だ。まったく情けない。だから、人に背中は見せられない。

介助者に向かって「私の背中を見なさい」なんて言ったら、本当に身体を横に向けられて背中を見られてしまうだろう。本当に恥ずかしい限りだ。

# 2
# 部

# 生物は
# 生きることを前提として
# 存在している

# 4章

# 人は価値観に縛られる

# 1 障害者の生きる価値

## 「相模原障害者施設殺傷事件」から

二〇一六年七月、神奈川県相模原市の知的障害者福祉施設「津久井やまゆり園」に元施設職員が侵入し、刃物で入所者十九人を刺殺した。被告は、二〇二〇年に死刑が確定。

次に紹介する三つの文章は、月刊「ノーマライゼーション 障害者の福祉」(公益財団法人日本障害者リハビリテーション協会発行)に寄稿したものに加筆・修正したものです。

### ・障害者の生きる意味 (二〇一七年一月号)

冒頭から二つのお詫びを申し上げます。

まず、私は障害者を代表できるものではありません。ALSは(病状が進行すると)制度的にも一般的にも、身体的に最重度の障害者と言われています。ですが、敬愛する障害者の福田暁子さんによれば、ＡＬＳは、時々羨ましがられる程度の障害者でもあります。

もう一つは、生きる意味というタイトルですが、私は生きる「意味」などたいしてないと思っています。それは、障害者も健常者もです。

では、なぜこんなタイトルをつけるかと言うと、昨年の相模原、やまゆり園の悲しい事件が起こって、どうしても書きたいことがあるからです。

ＡＬＳを発病する前から思っていたことなのですが、発病してからさらに強く明確に思うようになったことがあります。それは、生きる意味とか意義とか生きる価値とかは、人の解釈の問題でしかないということです。そこに存在する事実の前には、そんなことは小さなことだと思うのです。

ＡＬＳを表現することばに「NO Cause NO Cure NO Hope（原因不明、治療なし、希望なし）」というものがあります。私は、発病した頃には、悔しいけど、うまいこと言うなぁと思っていました。

ですが、しばらく経つと原因不明と治療なしは事実であるが、希望なしは解釈の問題であって、ALSでも希望を持って暮らしている患者も、決して少なくないことに気がついたのです。

まさに人の解釈で社会は動いていると言える側面もありますが、それと事実の違いについて、もう少し考える必要があるのではないでしょうか？

ALSの例だけではなくて、諺《ことわざ》や名言と言われているものの中にも、たくさんの事実と解釈が混じっています。

例えば、自分に起こることや世の中に起こることには、必ず意味があるということをよく耳にしますが、では災害やテロにあった人はどんな意味があるのでしょうか？それをきっかけにして、今後に活かすということは意味があることですが、そのことに遭遇して亡くなった人にとっては、意味などと言っていることはできません。

やまゆり園の事件を起こした容疑者も、その人なりの解釈で障害者を捉えていることにもっとも恐ろしさを感じます。

作家開高健が言っています。「事実は一つ、解釈は無限」と。

こんな当たり前のことを忘れて、生きる意味とか、生きる価値とかばかり言ったり考えたりすることによって、あたかも自分の考えが正しいものなのだ、と思わないようにしたいと願っています。

私の考え、それは無限の中の一つに過ぎません。

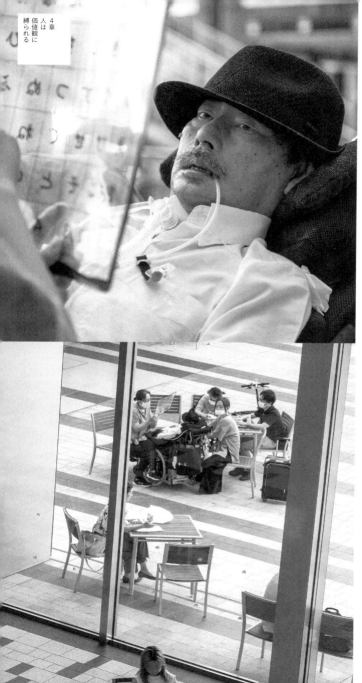

解釈は無限であること、事実は一つであること。

本書の原稿作成風景、大好きな六本木ミッドタウンにて。

## ・障害をめぐる内なる矛盾 （二〇一七年五月号）

障害を持つということは、どういうことなのか？

私はある日、国立病院機構の中の一つの病院に行った。そこにはたくさんの神経難病の患者が入院していて、同病のＡＬＳの患者に会ったあと、私は小児病棟を訪ねた。たくさんの子どもたちが私と同じような呼吸器をつけて、ベッドの上でその人生を送っていた。私は、何人かの子どもと話してその病棟を出た。

「子どもの呼吸器をつけた姿を見るのはつらいな」と呟いた時に、同行していた介助者から「そんなことはありません。あの子たちはそれぞれに輝いています。障害を持っているかはまったく問題ではないのです」と言われた瞬間、私は自分の感性を恥じると同時に何か違和感も感じた。その違和感が何であるのか、少し考えて気がついたことがある。

この介助者は、介護のために生きているような人なので、そのことばにはとても説得力があるのだが、その人だって自分の子が生まれてくる時は五体満足で健康なわが子を祈るのだろう。

では、先ほどのことばは偽りなのだろうか？そんなことは決してない。普通の人なら、至極自然な思いだろう。つまり、障害を受け入れることと、障害でないことを願う気持ちの両方を持っていることが自然ということなのだと私は思う。

私たちの心の中は、実に多様性に溢れ、実に多面性を有している。

私は、大学の講義に参加する機会に時々学生に課題として自分が知りたいことを質問する。例えば、ある時の質問、「あなたやあなたの家族が全身不随になり、介護されたりすることになったらどうしますか？」と。答えは、「自分が全身不随となって生きるのは無理だが、家族には生きてほしい」「介護されるのは嫌だが、介護するのはよい」というものがだいたい八割を越える。これは、どういうことであろうか？

先ほどの話と共通するものがあると思うが、やはり人の自然な感情というか、本能と言えるのではないだろうか。人は、人の役に立ちたいとか、社会のために役に立ちたいなどという気持ちもごく自然なものだ。ただ、そこに潜んでいる感情の中には「優越感」がないだろうか？

私は、優生思想ということばがなくなってほしいと思っているが、どうもそれは人の感情の中で自然なものの一つではないかと思うことがあって寂しくなる。

ある時大学で社会学を教えている先生に、「人は誰でも多かれ少なかれ優生思想と似た様な気持ちを有していませんか？」と尋ねたところ、「そうです、それを内なる優生思想と言います。」と答えられて、合点がいったのである。

そういう気持ちが自分の中にあることについて、明確に意識を持つことと持ってもらうことを発信していきたいと思う。

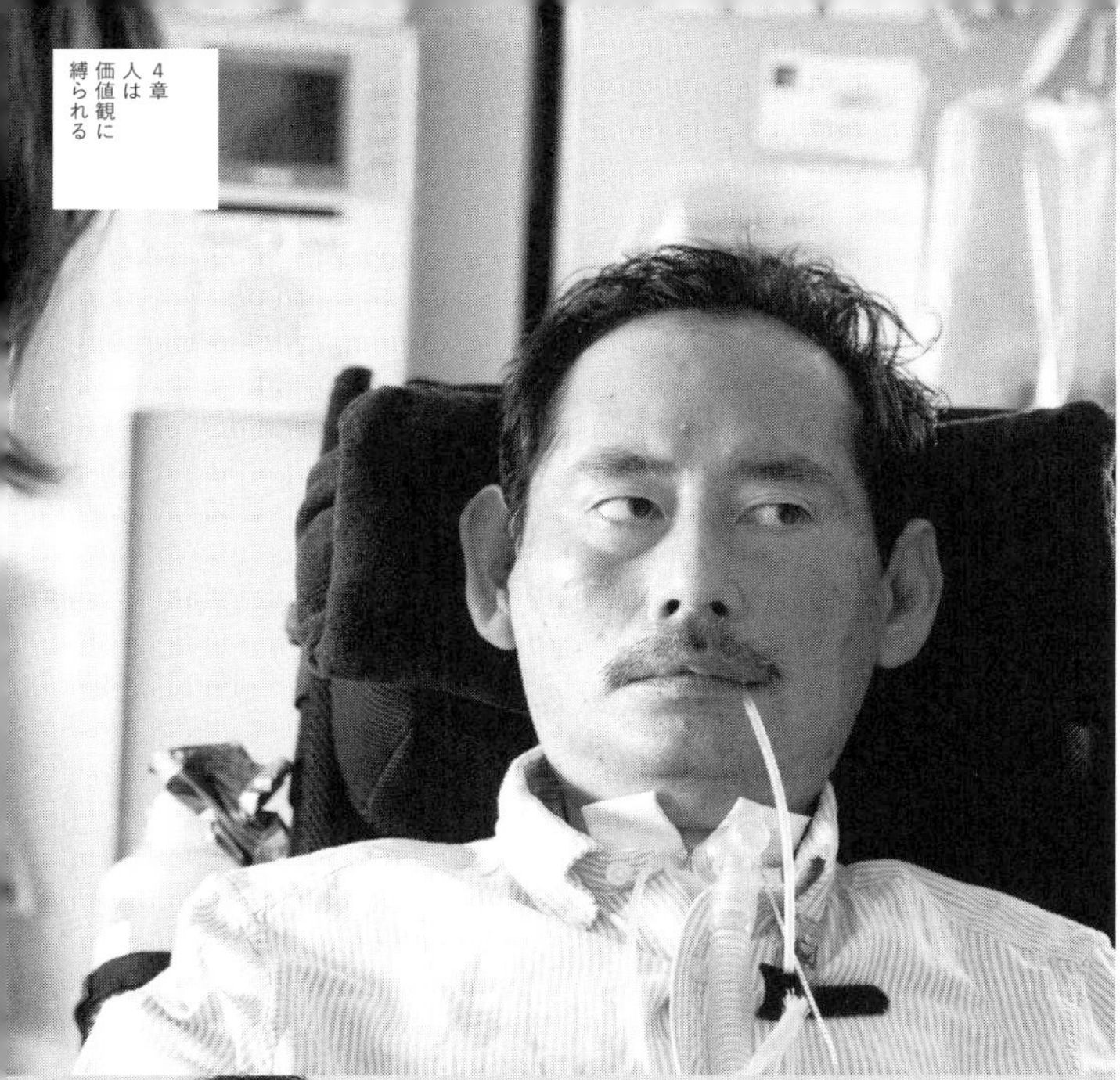

自分の中に、どんなものを有しているのだろう?

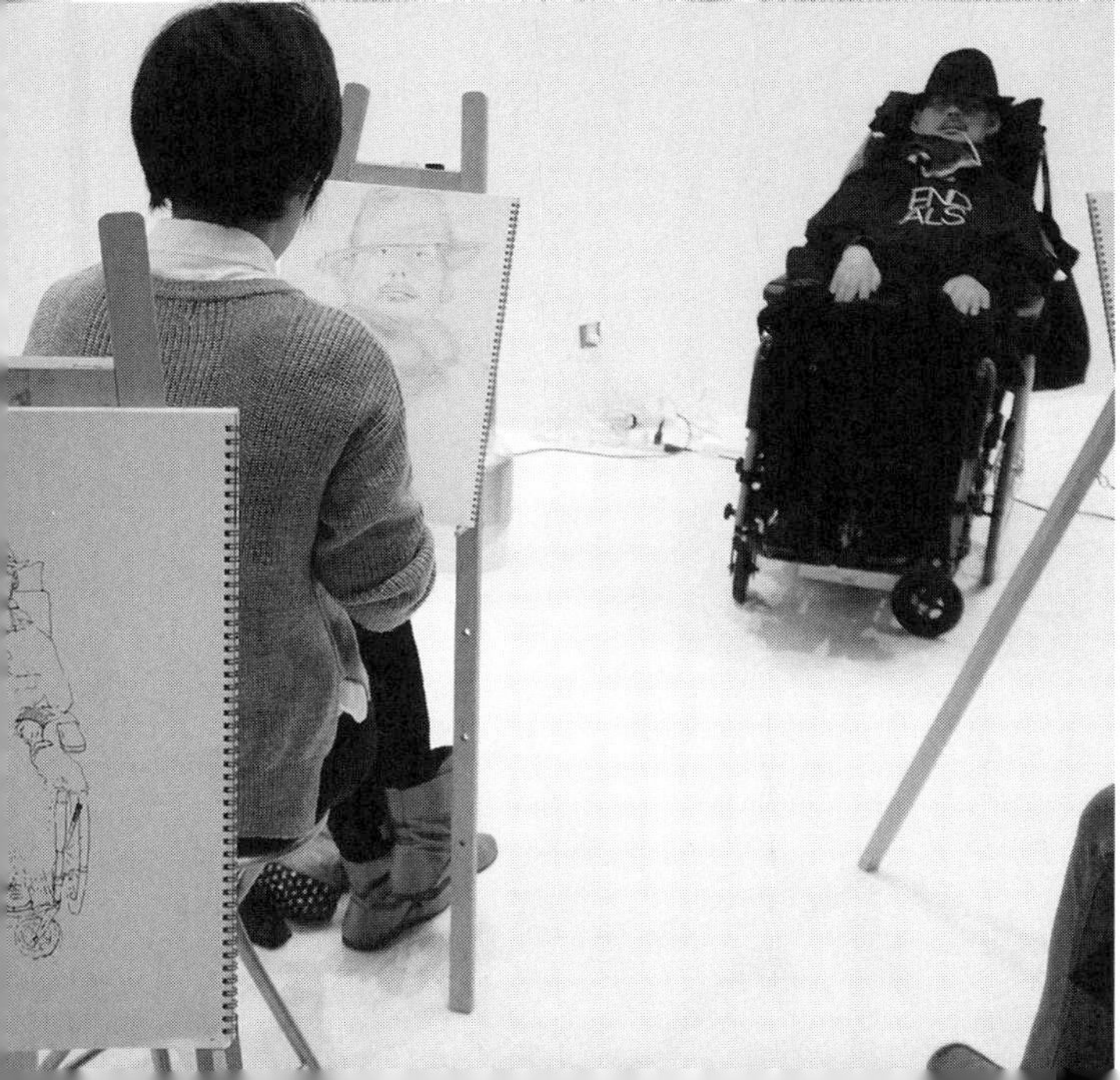


静物画のスケッチ。広告会社の企画で動けない私をモデルに。

## ・障害者と健常者の境は？（二〇一七年九月号）

日本には、現在七百九十万人の障害者が存在していると言われている（二〇一七年、厚生労働省発表）。知的・精神・身体のいずれか、または複合して障害を持っている人の合計だ。人口の約六・二％のこの数字を知った時、私は大変多いなと思った（＊二〇二一年、内閣府「障害者白書」では、日本の障害者の人数は九百六十四万七千人、人口の約七・六％に増加している）。

今は、まったく違う見方になっている。七百九十万人というのは、なんらかの基準に当てはまる人であり、それにより社会制度の利用ができる人。私もその一人だ。

しかし、「この社会には潜在的な障害者はいったいどれくらいいるのだろうか？」というのが、今の私の思いだ。そもそも障害の定義をどのようにするかによって、その人数は大きく異なるだろう。

私は、よく公共交通機関を利用する。その際、親切にされることが圧倒的に多いが、時にはエレベーターに並んでいて車椅子が並んでいることをわかっていて割り込む人もいる。また、仲間の患者には、すれ違いざまに頭を殴られたという経験をした人もいる。私はこういう人たちに出会うと、心の中で「人としての障害者だな」と呟く。認定されていないが、障害を持った人は実に多いのではなかろうか？

やまゆり園の犯人も、精神鑑定で障害があること（当事者能力はあり）がわかったが、こんなに極端な人でも「障害者」ではなかったのである。

先ほどの私たち障害者への対応例ではなく、皆さんの身近な人に目を向けてみてほしい。仕事を誠実に遂行しない人、嘘ばかりつく人、嫌なことは人に押しつけて自分はやらない人、責任を果たさずに言いわけばかりしている人など、結構たくさんいるのではないだろうか？私は、こういう人は「人としての障害者」だと思う。そもそも欠点のない人など存在しないが、その欠点、または個性と言えるものは、もしかすると障害とグラデーションのように繋がっていないだろうか。

障害者と健常者の境とはどこにあるのだろうか？最近、共生社会とよく耳にする。共生とは、そもそも異質なもの同士が一緒に生きられるということで、もちろん一人ひとり違うのだから、そういう意味でなら共生は必然だ。

しかし、共生の中には優れた者や強い者が弱者を一緒に包含《ほうがん》して暮らせることを指してはいないだろうか。確かにそういう面は私も否定しない。しかし、見方を大きく変えてみると誰もがほとんど障害者かもしれないのに。

わざわざ「共生社会」と言うことによって、差別や区別を生んではいまいか？隣人は皆、同胞かもしれないのだ。そんなことを考えていると、本当に誰もが混じり合うことができるかもしれないと、私の思いは膨らんでいく。

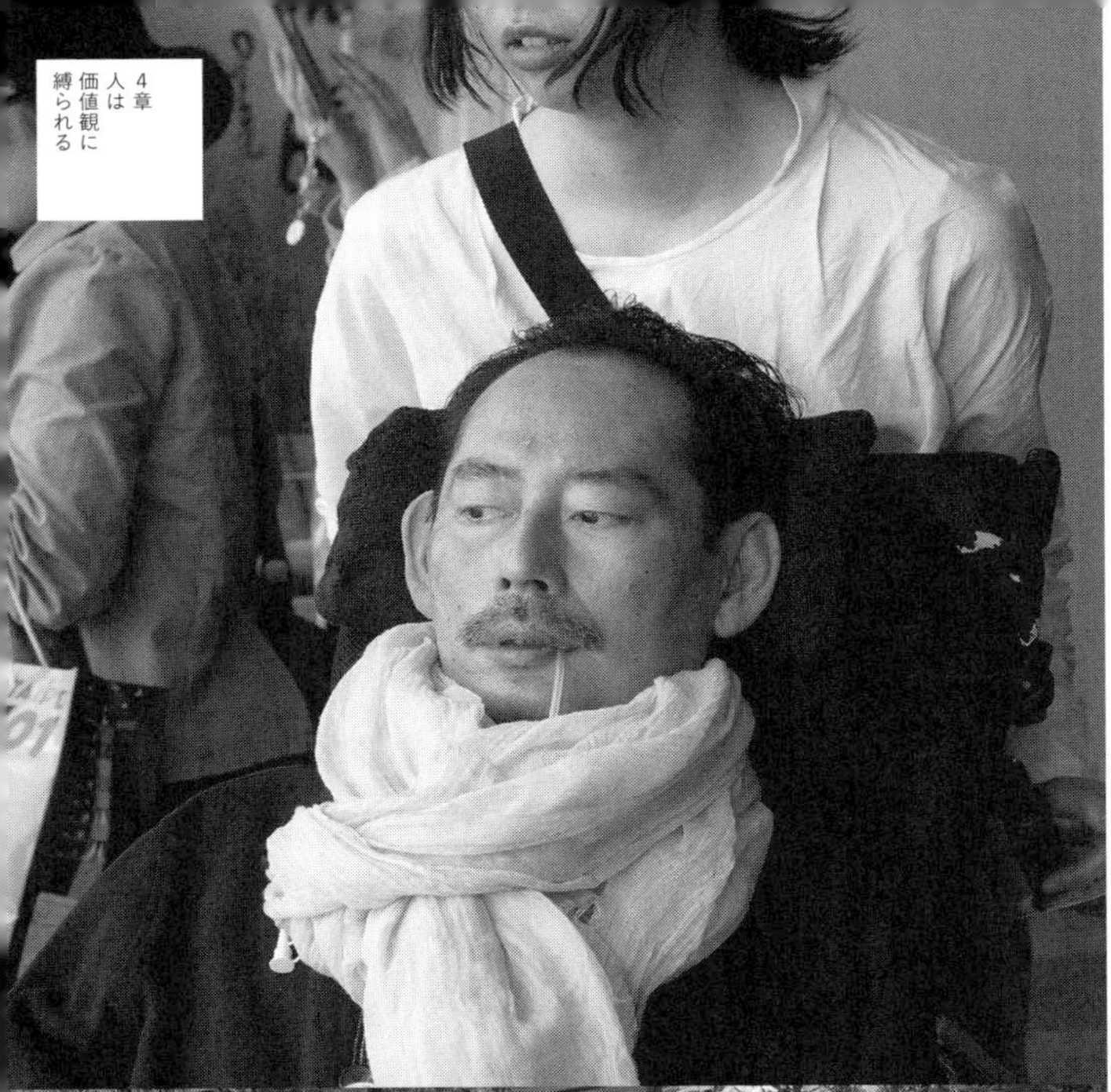

あなたと私の境目は何？

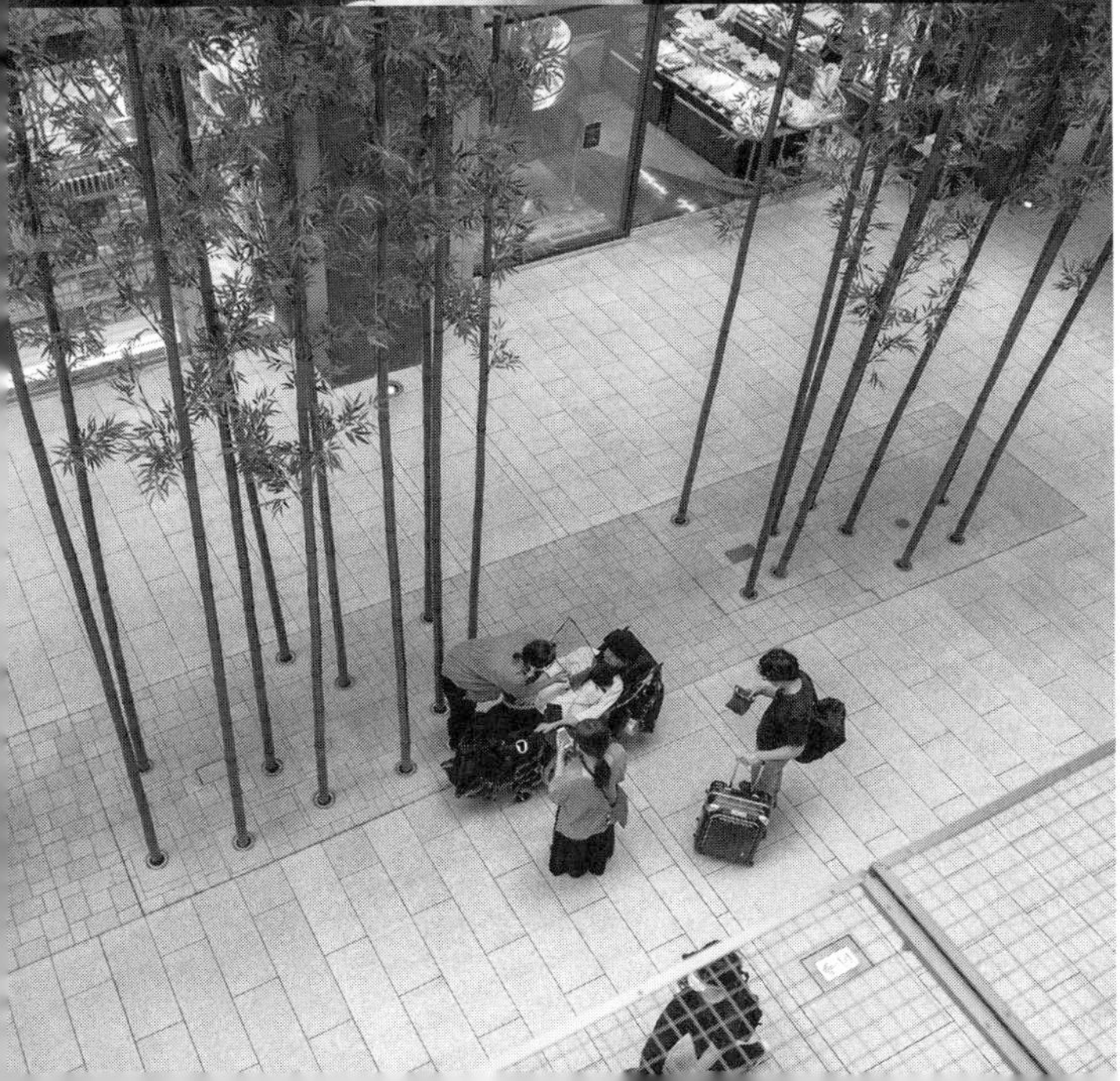

遠目に見れば境なんてないのに。

## 「ALS患者嘱託殺人事件」から

二〇一九年十一月、京都市に住んでいるALS患者の女性（当時五十一歳）に、医師二人が薬物を投与して殺害。嘱託殺人として起訴された。

次の文章は、「毎日新聞・医療プレミア」（二〇二〇年十月十八日）に寄稿したものを一部抜粋・修正したものです。

### ・「京都ALS患者嘱託殺人」について

事件には大変な衝撃を受けました。ALSの患者があのような亡くなり方をしたということと、その方法があまりに想像を越えているものだったからです。これは安楽死という名前の嘱託殺人、または自殺ほう助が行われたということになります。しかも、患者と医師との間には面識はなく、SNSでのみで繋がっていることと、事前に金銭が支払われていることにさらに驚きました。ここまでいくと、殺人を請け負う人がいるということになります。

被害女性に対しては、二つ強く思うことがあります。

一つは、死にたくなる気持ちはよくわかるつもりです。私も何度も死にたくなりましたから。九年ほど前、安楽死を真剣に考えて、ある方のブログでスイスに行けば死ねることを知りました。その時に自分も死ねるのだと知って、どれほどほっとしたことか。それから誰に連れて行ってもらうか、いくら払えばよいかまで具体的に考えました。でも、ある程度私の介護ができるような身近で深い関係の人でないと、連れて行ってもらうことは不可能です。その人の心に残る傷を考えたら、とても言い出せないことがわかって、結局自分は死ねないのだ、これからは覚悟を決めて生きないと、と思ったものです。

彼女は、自分に関わっている人のことを考えなかったのでしょうか？考えたからこそ会ったこともない人に頼んだのかもしれません。しかし、それでも彼女に関わっていた人たちにどれほどの心の傷を残したことでしょう。

二つ目は、死にたい気持ちを医師たちが後押ししてしまったこと。誰だって死にたいと思うような時もありますが、ＡＬＳのような過酷な病気だと、死にたくなることがよくあるのが当たり前です。私も今でもつらいことがあると死にたくなります。生きたい気持ちと死にたい気持ちをくり返しながら、日々を過ごしているのです。

そのつらい時、死にたい時に死ぬ方法を具体的に検討できてしまったら、その気持ちを固めていってしまいます。生きたいという気持ちに戻ってこられなくなります。これは、患者として一度は突き詰めて死のうと思った私の実感です。

では、どうすればよかったのでしょうか。この患者さんも、自分を支えてくれている人たちもいましたし、社会資源も得て二十四時間独居をしていました。そうした生活をしていたなら、必ず希望や、または人への感謝や関わりをしっかり感じることがあるはずです。そういうことを感じられないとしたら、それは障害とか支援が必要とかという問題ではなくて、固有の問題ですが、ご本人のＳＮＳを拝見したら、決してネガティブな発信だけではありませんでした。明るい発信や、人の役に立ちたいという発信もしていました。だからこそ、この医師たちの罪深さを感じます。

生きたい気持ちと死にたい気持ちをくり返している人には、誰かが関わることが必要だと思います。どう関わるかは人それぞれですが、私の気に入っていることばに、支援はdoingばかりではなくて、beingが最高な時がしばしばある、というものがあります。doingは具体的に何をするかということ、beingはただ一緒にいることです。自分のそばにいてくれる人がいるなんて最高だと思いませんか。それは、患者でも健康な人でも同じはずです。

簡単に「生きようよ」なんて言えませんが、誰かが関わってくれることで、生きる希望がわくのです。私たちに関わってくれている皆さんがそうなのです。誰かが誰かと関わることが誰かの希望になっているのです。私は思います。誰かが関わってくれるなら死ではなく、生につながってほしいと。

doing

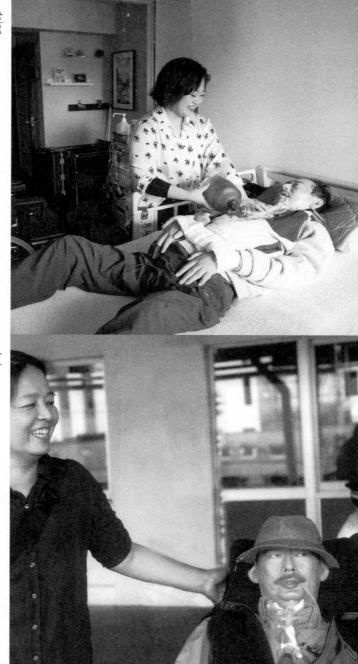

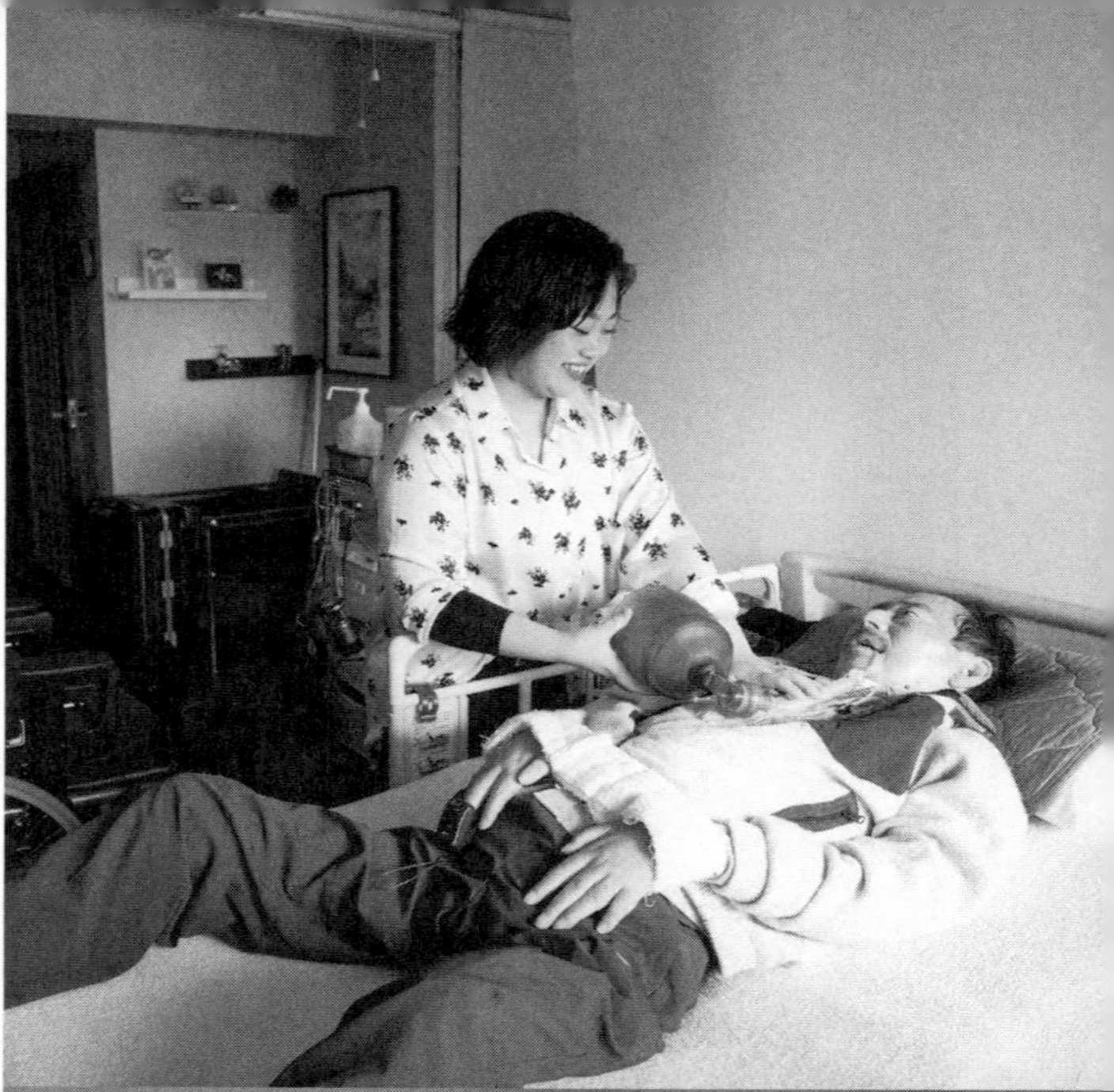

being

# 2 「死」に傾く天秤

## (1) こんな姿なら死んだほうがよい

あんな姿なら死なせてあげたほうがよい

京都ALS嘱託殺人事件のもう一つの大きな論点は、今後の社会に与える影響についてです。この事件をきっかけに、社会の中で安楽死・尊厳死を認めるべきだという議論になっていくことが私には恐ろしいです。

私は、安楽死も尊厳死も自殺ほう助も全て、「自殺」だと思っています。それをあえて分けることは、まったく無意味だと思います。尊厳は、人によってまったく違うものです。

安楽死も、多少の趣向の違いに過ぎません。自殺ほう助は、そのことば通り自殺です。どれも、死にたい人が自ら「死にたい」という意思に基づいて誰かに死なせてもらうことです。全て自殺にほかなりません。だから、安楽死・尊厳死を認めるべきだという議論は、「自殺をしてよいか？」という議論なのだと思っています。私は、明確に反対です。

日本を代表する学者が、この京都の事件を「嘱託殺人ではなく、安楽死事件と言うべきだ」と言っていました。またこの方は、「死への正しい抜け道が必要だ」とも言っていました。その感覚はなんなのでしょうか？死への正しい抜け道ってなんなのでしょう？

私には、どうしても歪んでいるように思えてしまいます。私は、生きたくても水がなくて生きられない人が何十万人もいることを、黙って見過ごせない人になりたいです。死への正しい抜け道が必要だと考える人がいることで、生きにくい社会ができてしまうのではないだろうかとさえ思います。

人は、人の構成している社会の中で生きています。私は、社会にどのような影響を及ぼすかについて考えずに、「死ぬ権利を」と主張するのは、それまで社会で生きていたことに対する裏切りになるように感じてしまいます。人は、勝手に生まれてくることはできません。死ぬことも、自分で決められるわけがないのでは？と思うのです。

安楽死・尊厳死は、自分の権利であって他人には迷惑をかけないと言う人もいます。しかし、社会は繋がって構成されています。自分の権利を主張した時に、社会に与える影響を考えないといけません。自分の死を選択できるようにしてほしいと主張することは、他人の死も認めることに直結してしまうことにもなります。それが、社会の仕組みというものです。

ＡＬＳ患者の娘さんに会った時に聞いた話です。その子は、看護学校の学生です。同じ学年の看護学生八十人に、「あんな姿になって本人が死にたいと言うなら、死なせてあげたほうがよいと思いますか？」という質問に、「死なせてあげたほうがよい」と答えた学生が、七十九人いたそうです。その子一人だけが、みんなと反対の意見だったそうです。

看護学生がそう考えているのだと知って、ショックでした。

「こんな状態なら死なせてあげたほうがよい」と思う気持ちは、私の中にも存在しています。私の中にもそういうところがあることに気づいて、本当に自分が怖くなります。

しかし、だからこそ、それを認めてはいけないと思うのです。それを認めた瞬間に、人は死んでもよいということに繋がってしまうように思うのです。とは言っても、私も死のうと思ったり、今でも死にたくなる時があります。だから、本当に難しいのです。この難しさには、人の持っている多面性があると思います。しかもそれは、変化します。そして、その時々の環境や置かれた状態によって表出してくるのです。

京都の事件の彼女を、「気の毒だ」と言う人が多くいました。しかし、どのような人が気の毒かと言うこと自体が差別になることがあります。まるで、価値のある命と価値のない命があるように錯覚してしまいます。

内なる優生思想は、誰にでも、私自身にもあるものです。だから、「死なせてあげよう」

とか、「死んだほうがマシだ」という議論がなくならないのだと思います。障害者や難病患者や高齢者などの社会の支援を必要とする人たちだけに、安楽死・尊厳死を認めようとするから、優生思想と結びついてしまうのかもしれません。

二〇二二年、ロシアのウクライナ侵攻について反対しない国が結構ありました。それぞれに立場や事情があるとは思いますが、戦争に反対しないで自国の国民の何を守るのでしょうか？国民の生活や財産を守っているのでしょうか？国民の命を本当に守れるのでしょうか？テレビなどで、戦争に反対しない国やミャンマーやアフガニスタンなど各国で起きていることにも他人事という国や人を見ていると、安楽死・尊厳死の権利を主張している人たちに似ている気がしました。人は、人に希望を与えますが、人に絶望を与える存在でもあることをつくづく感じてしまいます。

自分の命をどう考えるかはまったく自由です。でも、他人の命をとやかく言うのは絶対にいけないを通り越してあり得ないと、どうしたら考えてもらえるのでしょうか？

寝たきりで自分からは発信さえできない私の友人は、とても大事にされています。その姿を見ると幸せそうなのです。関わっている人も幸せなのです。決して、「死なせてあげたほうがよい」なんて思えません。「死なせてあげよう」とか、「死んだほうがマシ」とか言う前に、関わってほしいと感じさせられます。

人は、その環境や置かれた状態に大きく左右されます。だからこそ、私は環境である社会がどんなものであるかが決定的に大事だと思っています。社会がもたらす影響が自分たちの運命を決定するくらいのものだということは、みんな当たり前にわかるのに、普段は忘れてしまいます。忘れていると、ひどいことになるかもしれないということも。自分や家族や友人を、追い詰める可能性があるということも。

私は、安楽死・尊厳死がありかなしかの議論をしたり、善悪で分けるのではなくて、死にたくなることだってあるが、生きる道だってたくさんあるのだという議論をしたいです。

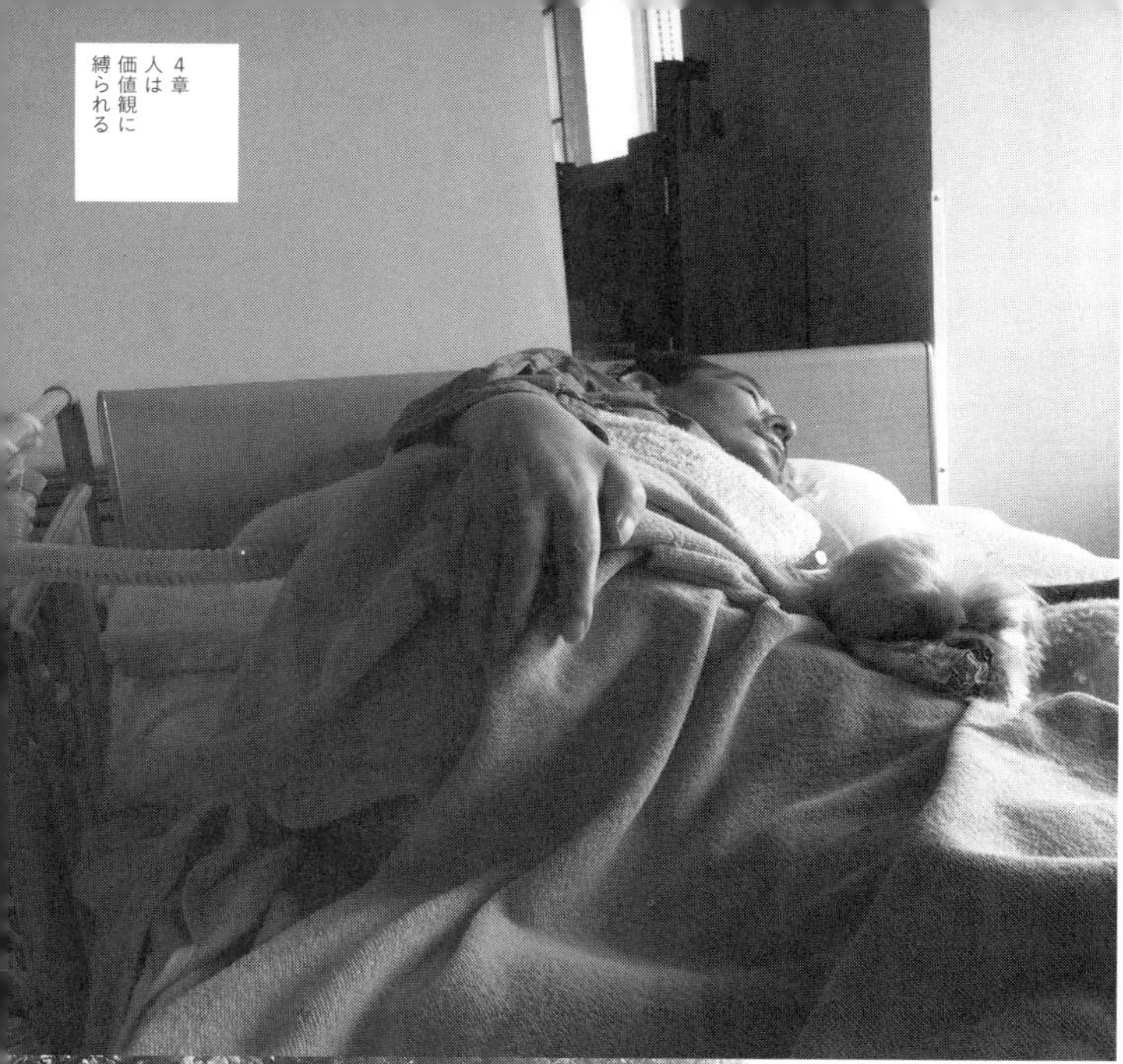

寝たきりの私。最愛の愛犬ナッツが慰めてくれている?

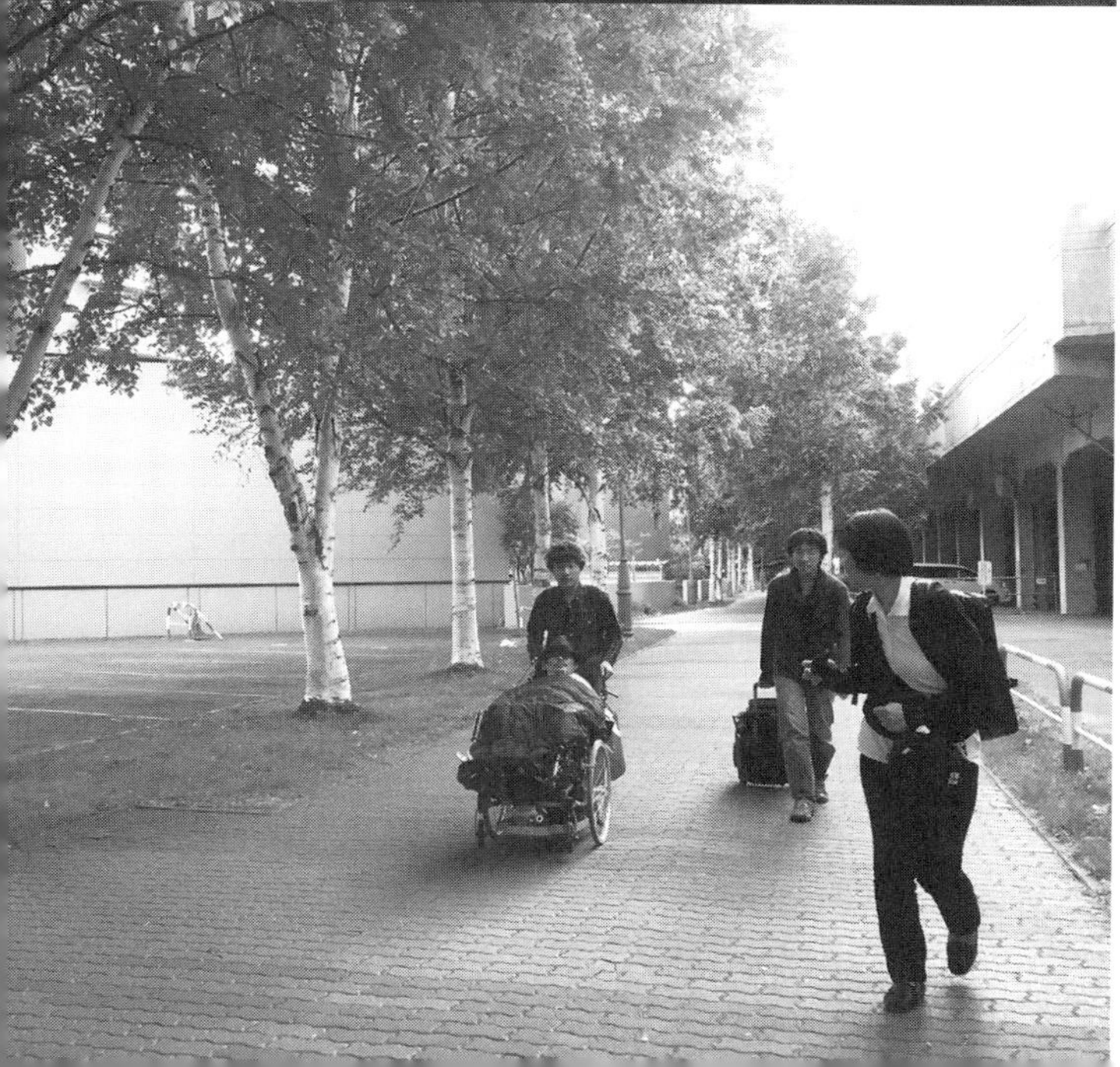

寝たきりの私のはずなのに、実は日常はこのように出かけている。

## (2) 尊厳は人それぞれ

「人間の尊厳」についてよく言われるのは、自分の意思が尊重されることや、自己決定ができること、周囲の環境によって守られるものなど様々です。どれも間違いとも言えないし、正解とも言えなそうに思えます。

安楽死をしていくところを克明に自分から発信したアメリカ人女性は、「きれいなまま死にたい」「尊厳を持って死にたい」と言っていました。日本でも、日本人女性が安楽死を選んでスイスで実行したことを克明にテレビで放映しています。この人は、「食べられなくなって介助を受けることや、排泄の介助を受けることなどは尊厳を失うことなので、自分は死を選んで尊厳を守る」と言っていました。

ひるがえって私を見た時に、尊厳がこの二人の言っていることだとすれば、私は完全に尊厳を失っていることになります。しかし、私にとっての尊厳は、障害者であることはまったく問題ではないのです。

例えば私にとっては、自分の立場や地位を利用した犯罪を起こしてしまったら、「自分は尊厳を失う」とはっきり思っています。そういう犯罪を起こしても、更生して今はしっかり生きている人もいるでしょう。そう考えると、私の言っている尊厳もやはり私固有の尊厳であることがわかります。尊厳というものは、本当に人それぞれなのです。

それは、人それぞれの生き方の問題です。しかし、人それぞれの生き方の問題なのに、どうして、「人間の尊厳」ということばでくくって議論をする人たちがいるのでしょうか？どうして、他人に対して「人間の尊厳を失っている、死なせてあげたほうがよい」と言う人たちがいるのでしょうか？どうして、人の尊厳にとやかく言う人たちがいるのでしょうか？

私はこの十数年、患者や家族や支援者の相談を受けてきました。その中で、生きることを迷っている人たちが、生きることを選択したことも決して少なくないと思います。数えたことはないですが、たぶん相談を受けた七割くらいの人が生きることを選択したと思います。もちろん、私の影響は僅かな人も、結構大きかった人も様々です。

私が今まで関わって、相談にのってきた人たちの「尊厳」はどうでしょうか？呼吸器をつけた人、やっぱりつけないで亡くなった人、そのどちらの人にも、尊厳うんぬんということで何かが変わっただろうか？と考えましたが、思い当たりません。

彼らは、尊厳なんて言っているどころではないような気がするほど、切羽詰まっていたように思います。内モンゴルの学生に安楽死について聞いた時も、「私たちは生きることに一生懸命で、安楽死の議論なんて……」と言われました。それは、今でも私の心に刺さっています。

では、人間の尊厳というものはいったいなんなのでしょうか？普通に暮らしている人たちにとって、尊厳ということばにはどんな意味があるのでしょうか？「自分の中に尊厳はあるのです」というメッセージは、いったい誰に届くのでしょうか？

私がよく言われることなのですが、「どうやってALSを受け入れたのですか？」と。私は、私なりにこの病気を捉えているだけです。自分の尊厳は自分なり、と思っているのと同じです。受容も人それぞれの問題であって、尊厳が人それぞれなことに似ているような気がします。受容も尊厳も自分の問題です。

野球少年は、イチローさんや大谷翔平さんに憧れ目標にしますが、やがて無理なことを知って、自分にできることを選んでいくことになります。私も、まさにそれです。受容しているのではなくて、今の状態で、やりたいことで、できることをやっているだけです。ほかの人だってみんなそうなのではないかと思います。それなのに、障害や難病だけが特別なのはどうしてでしょうか？

私は、人間の「生きる」には二つあると考えています。

一つは、生存しているということ、生きることそのものです。これは、全ての生物に当てはまります。もう一つは、その生存の上に立ってどうやって生きていくかということ。これは、人間特有のものですが、どちらも大事です。この二つの生きるの間を、行ったり来たりするのが人間だと思います。

しかし、時として人間は勘違いをして、一つ目の生きるを忘れてしまいます。二つ目のどうやって生きていくかだけで、自分や他人の価値を判断してしまう。しかし人間には、まずは生きることそのもの、生存していることが前提にあるのです。

この二つをしっかりと認識した上で、一つ目の生存こそが尊厳だと私は思います。それは、「生命の尊厳」です。人間の尊厳なんて尊大だと思っていますが、生命の尊厳なら大賛成。だからこそ、自分の命も含めて他人の命を脅かすようなことはあってはならないと思っています。

人間の尊厳について、根本的な「人間が生きることそのもの」に立ち返って議論されることを切に願います。そして、優生思想とはなんだろうかということ、誰もが有しているであろう内なる優生思想にまで言及して議論されることを強く希望します。

誰もが当事者であることを自覚した上で、もう一度、人間の尊厳について深く考えてほしいです。

安楽死を選んだ彼女たちのように、「重度障害者になるくらいなら」と考え、多くの人に発信していくやり方は、相模原殺傷事件の被告の優生思想に連なるものがあると私は感じてしまいます。

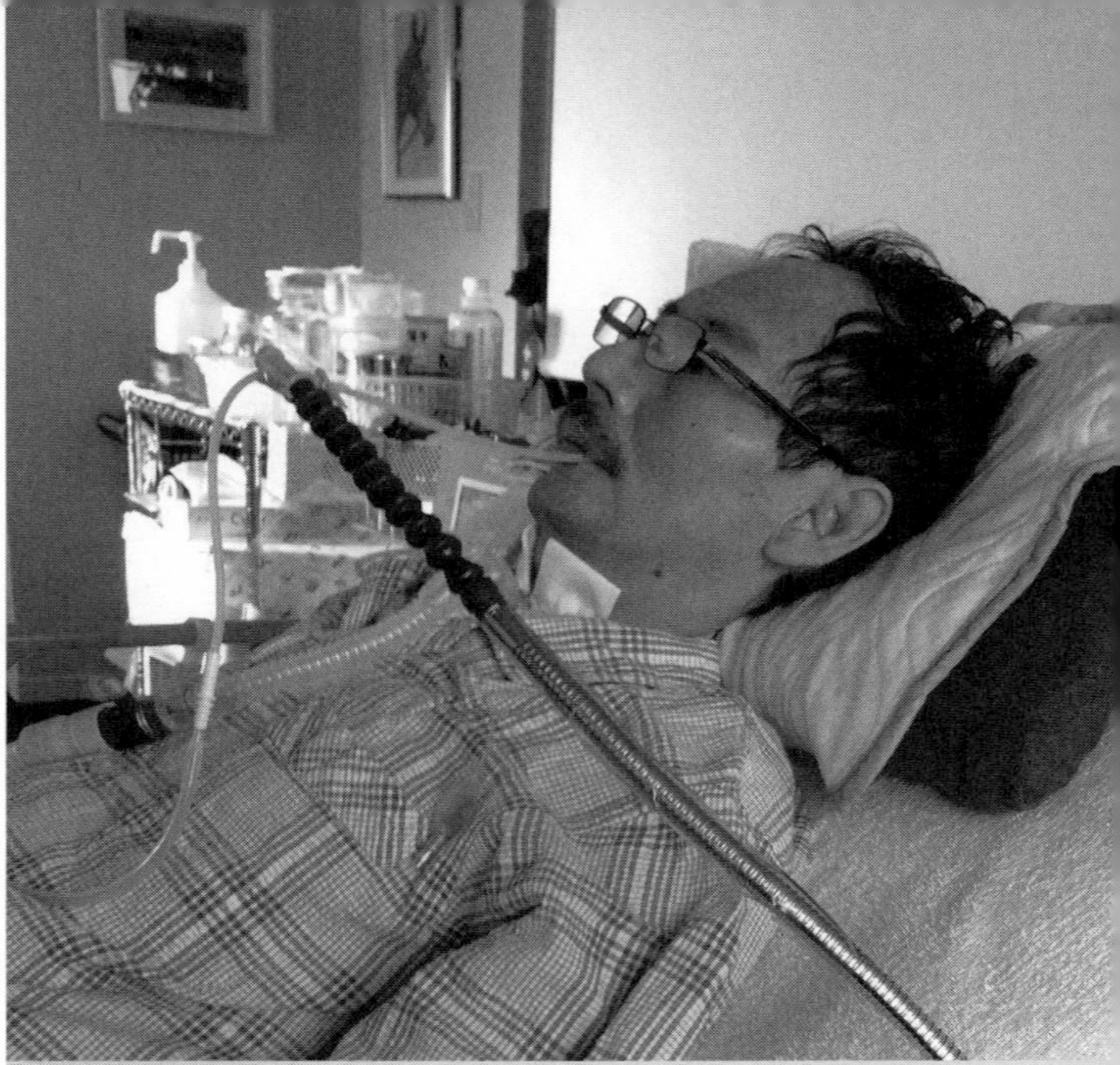

こんな姿の私には、尊厳はないのだろうか？

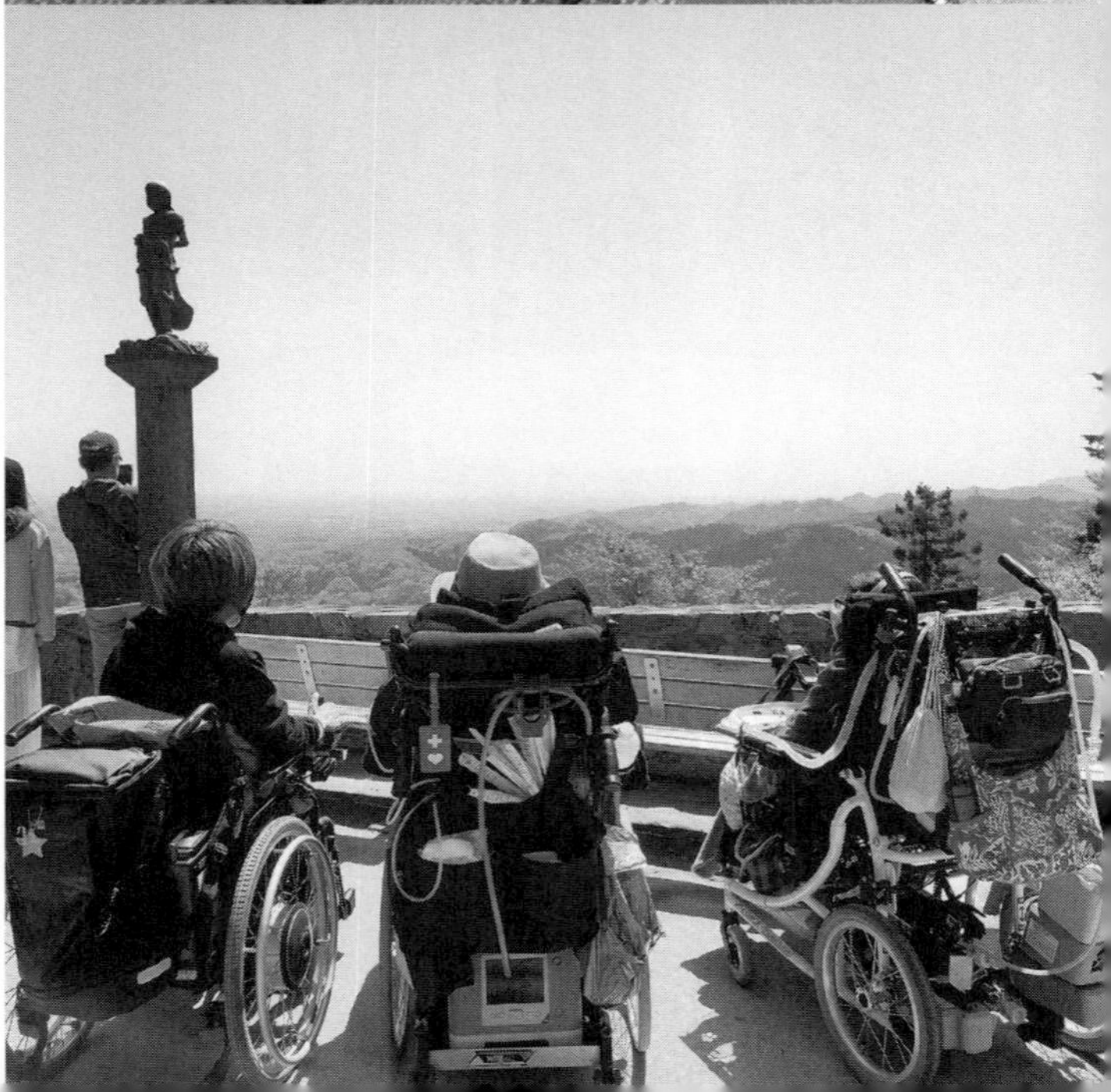

親友たちと高尾山にて。

あんな姿なら死なせてあげたほうがよい

## (3) 自分の価値観に縛られないで

呼吸器をつけるかどうかを迷っている患者は、迷いに迷うので言うことがぶれて相談を受けていて本当に困ることがあります。しかし、私も迷いに迷ったのでよくわかります。私が呼吸器をつけるかどうかを考えていた時、今思うと、「絶望の中で何か希望はないのだろうか?」という気持ちを僅かに持っていました。絶望と希望、どちらかだけということはありません。揺れ続けている患者は、どちらかに完全に傾かないから迷うのかもしれません。

「障害者のリアルに迫る」東大ゼミで、学生たちと話していた時のことです。彼らは、生と死について二つがまるで対等に存在しているかのように議論をしていました。私は、生と死の二者択一のような表現がされていることに違和感を感じました。

私は学生たちに伝えました。「生きることが前提で生物は存在しています。生と死の天秤は、元々釣り合っているのではなくて、大きく生に傾いているのです。その天秤をひっくり返して死を選ぶのは、とても不自然なことです。その不自然さはどうして起こるかについてを考えないということです」と。

その不自然さの一つが、「ある価値観に縛られる」ということだと思います。テレビで、スポーツ選手のメンタルについての番組を見ました。日本代表になった選手たちの二割くらいの人が死を考えたことがあるそうです。競技で結果が出なかったり、自分は本当にこれを望んでやっているのか？などの悩みだそうです。取り上げられた選手の中に、一〇代で日本代表になった女性がいました。彼女も、怪我などがあり活躍できなくなって死を考えたそうです。現在は、二児の母として幸せに暮らしています。

健康な頃、価値について二つのことを思っていました。サラリーマン時代に担当した人たちには、社会で大変活躍をしている有名な人たちもいて、私は寝る時間も惜しんでそんな人たちとの付き合いをしていました。そんな人たちの横にいることが楽しくて仕方がありませんでした。一方で、私は例えどんな職業に就いても、楽しく生きられる自分でいたいと強く思っていました。それができるようになったら、人生の達人になれると思っていたからです。妻に、「どんな職業でもよい?」と聞いたら、「やだ」と言われてしまいましたが。

もしかしたら、人は何かのフィールドに縛りつけられているから、生きづらいのかもしれません。人としての価値なんて無限にあります。そのフィールドだけに自分の価値を縛りつけないでほしいと思います。そして、尊厳にも自分を縛りつけないでほしいです。人は、自分の尊厳に縛られてしまうから、人の尊厳にまで思いをいたしてしまうのだと私は思います。

絶望している人に、自分の優生思想に縛られていないか？とも問いたいです。こんななら死んだほうがマシがそれぞれにあるし、またそれは変化もするものです。その時やその人になってみないとわからないことです。

自分の尊厳に縛られるなということは大変難しいことですが、大変大事なことです。その人の価値観であったり、アイデンティティになるのですから。

幕末の長州藩で活躍した高杉晋作の辞世の句、「おもしろきこともなき世をおもしろく」。自分や世の中の価値観に縛られないことを表している、極めつけのメッセージです。

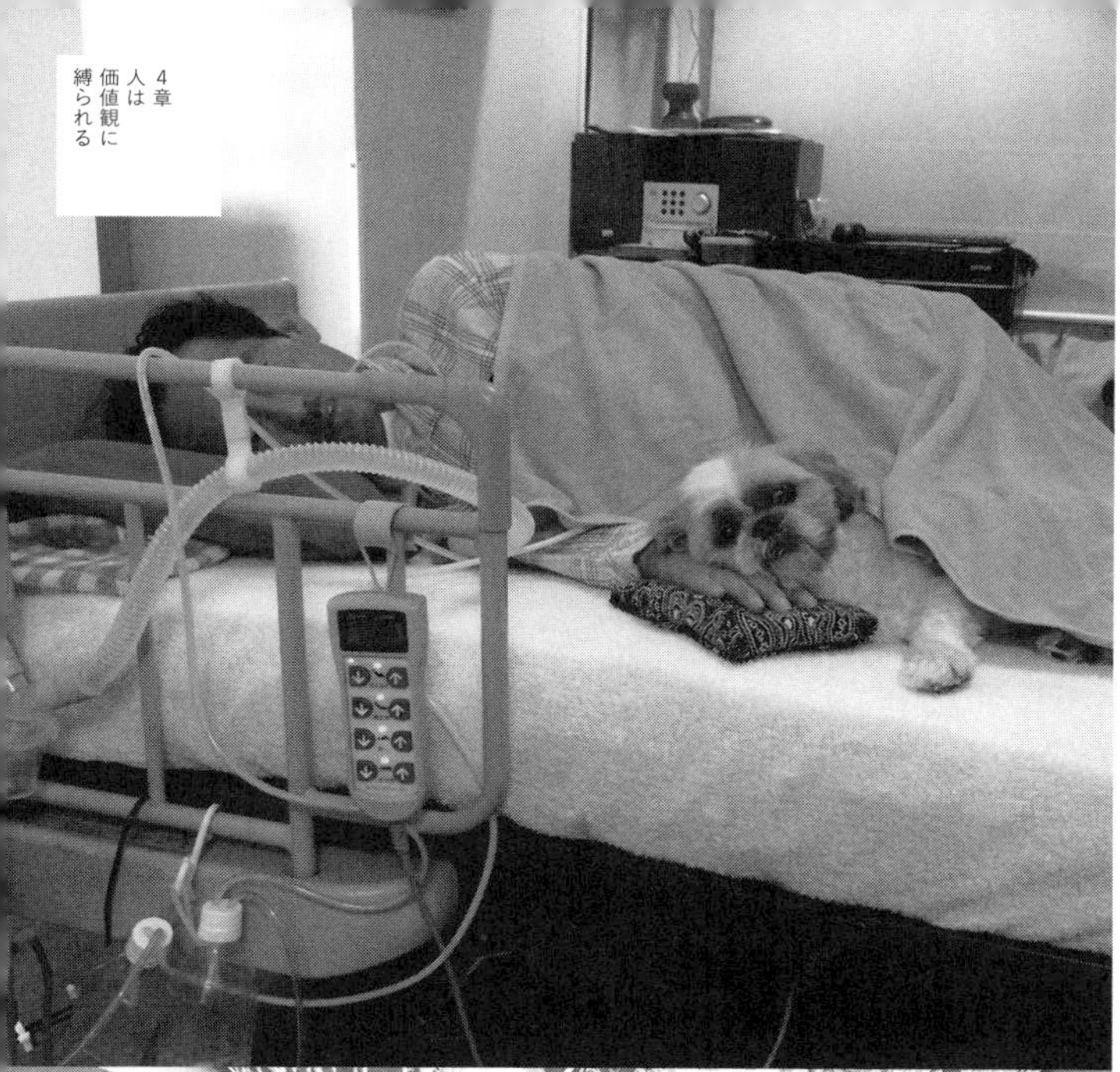

愛犬ナッツと床に臥せっている私。

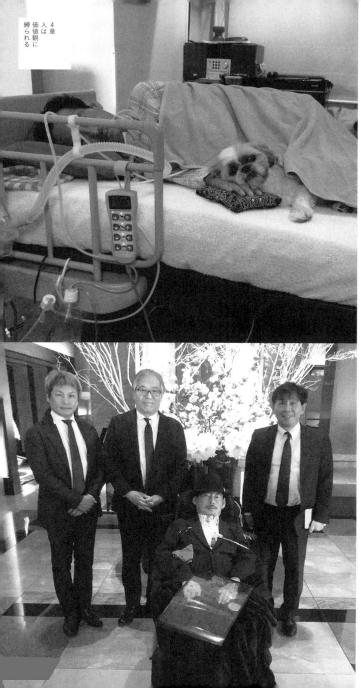

日本の経済界を担うビジネスマンたちとザ・リッツ・カールトン東京で。

## 3 「生」に傾く天秤

### 「生きてほしい」

ＡＬＳ患者だけではなくて、生きることについて悩んでいる人や、生きる気持ちがなくなっている人や、生きることの困難さに直面している人たちを、「生きよう」に変えるのは難しいことです。患者から呼吸器をつけるかどうかを相談される時は、心の中ではいつも、「生きてほしい」と強く願っていますが、私にできることは、生きていく選択肢もあることを伝えるのみです。

ある時、二日続けてＡＬＳの患者が二人、自宅を訪ねて来ました。一人は、呼吸器はつけるがギリギリまでつけずに生活したいという患者です。私は、「呼吸器をつける決意をしているなら、一日でも早くつけて」と何度も強く伝えました。呼吸不全はいつ起こるかわかりません。そうして亡くなった患者を知っています。

次の日は、「呼吸器はつけない」と言っている患者ですが、色々な人が関わるようになって、呼吸器をつけるとまでは言っていませんが、最近、「つけない」とは言わなくなった人です。その人に向かって、「将来のことを考えていきましょう」と言いました。

どちらもまさに命がかかっています。その時間は、極度の緊張感の三時間でした。毎日気絶するようになるまで文字盤をとり、麻薬のような眠剤を入れて眠るような生活ですが、この二日間は特に疲れました。

支援は十年続けてやっと実るなどと言いますが、ＡＬＳはそうはいきません。二、三年もすれば死んでしまいます。私が会う時には、もっと時間がない場合もあります。

迷っている人が会いたいと言って来る時、自分自身を見せるしかありません。人は同じ空間と時間を共有することで感じるものがあると思っているので、こんなふうに生きている奴もいることを、会ってまさに肌で感じてもらうのです。リアルに会わないとそれを強く伝えるのは難しいと思っています。コロナ禍でオンラインの会話ばかりになって、そのことを前よりずっと強く感じるようになりました。

私を見て、生きることの糧にしてくれた人も、呼吸器をつけずに亡くなった人もいます。中には、生きる決意を固めたのに介護体制の構築ができずに亡くなっていった人もいます。マリンバの演奏者で、四年も呼吸器は絶対につけないと言っていた人が、「今日、呼吸器をつけました」と電話をくれたことがあります。そういう人もいます。

私に会う患者は、生きることについて模索しています。まったく生きる気がない患者は、人に会ったりしません。

呼吸器をつけるかどうか迷っている患者と話す時は、本当に緊張してヘトヘトになります。生きてほしいと願っているのに、もしかしたらこの人は生きることを選ばないかもしれないと思うことや、生きてほしいのに、それをストレートに言えないことがとてもつらいです。何より、目の前の人が生きるか、生きるのを諦めるかを考え迷っていることがつらい。断崖に立っている人を見ているようなプレッシャーを感じます。

私は、この社会環境の中で生きていくことの困難さを身を持って知っています。介助者不足で生活もままならずに、ご家族と共に苦しんでいる人もたくさん見ています。どんなに生きてほしいと心で思っても、生きていくことがどんなに大変かをわかっているのに、「生きてよ」と本当に思ってよいのか……という葛藤もあります。

私に責任は取れないこともわかっています。人に影響されて呼吸器をつけたら、つらい時にその人の逃げ道になります。生きてほしいと願っても、その人の人生が生きてよかったと思えるかどうかという葛藤もあります。「こんなことなら生きなきゃよかった」と言う患者の話を聞くたびに、どうしたらよいのかまったくわからなくなりつらくなります。

自らの死を選ぶことを単純に否定できない自分もいます。否定だけをできない自分がいます。そういう矛盾した自分がいます。

それでも私は、「生きてほしい」と思っています。

しかし、そういう中で「生きてほしい」と伝えるのはなかなか容易なことではありません。自分は、伝えられることを伝えるだけだということも、十年もやっているのでわかっています。口で言うのは、「あなたの意思を尊重します」だけです。

呼吸器をつけずに亡くなっていく人を見るたびに思うのは、深い悲しみや残念だなというだけではなくて、亡くなる直前まで「生ききったかな？」ということです。「本当にお疲れ様でした」と心の中で呟きます。

本人は望んでいないのに、生きていくべきだったのかという問題もあります。これからはもっと医療技術が進歩し、生きることの選択肢が広がっていき、あんな姿と言われることがなくなる一方で、あんなにしてまで生きるのかということが現在より遥かに多くなるでしょう。しかし、例えそういう問題を抱えたとしても、人は人に「生きてほしい」と思うことが前提にあってこそなのだと思います。

目の前に、生きるか、生きることを諦めるかという人たちがいたら、簡単に「生きよう」なんて言えませんが、生きてほしいと思うのが自然ではないでしょうか。人が人に、生きてほしいと願うのは、自然な感情ではないでしょうか。

しかし、人間は恐ろしい面も持っています。環境によっては、人は殺し合いをするのですから。世界中で今もそういうことが溢れています。信じられませんが、それが現実です。生きてほしいと思う気持ちが人間に自然に備わっていなかったら、とっくに人類なんていないのでは?と思います。

どんな人にでも「生きてほしい」と願うことは、どんな人に対しても差別や区別なくということです。これは、優生思想とは逆の思考だと私は思います。

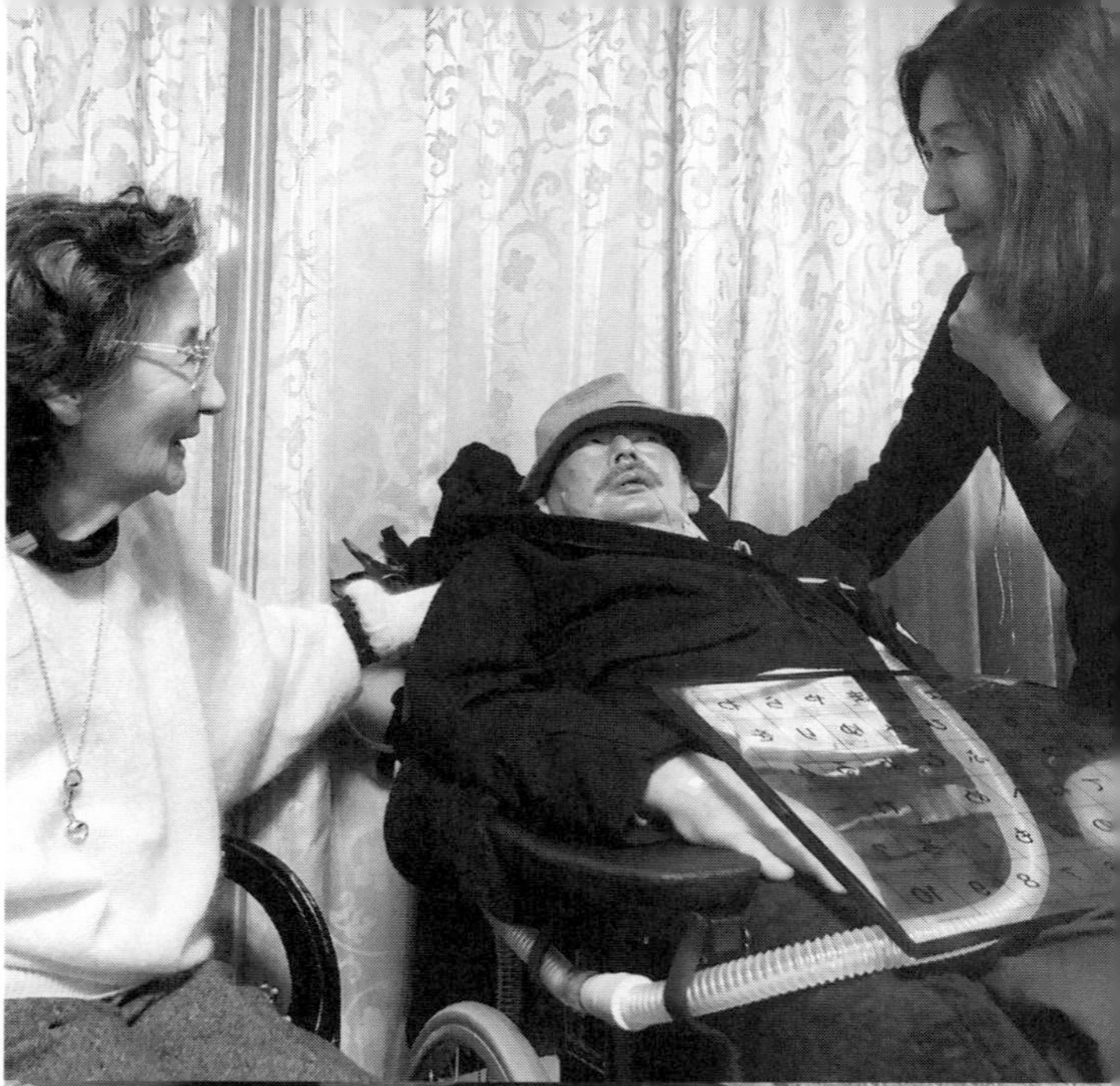

ただひたすらに生を全うしている九十三歳の母と、それを支えている姉と。

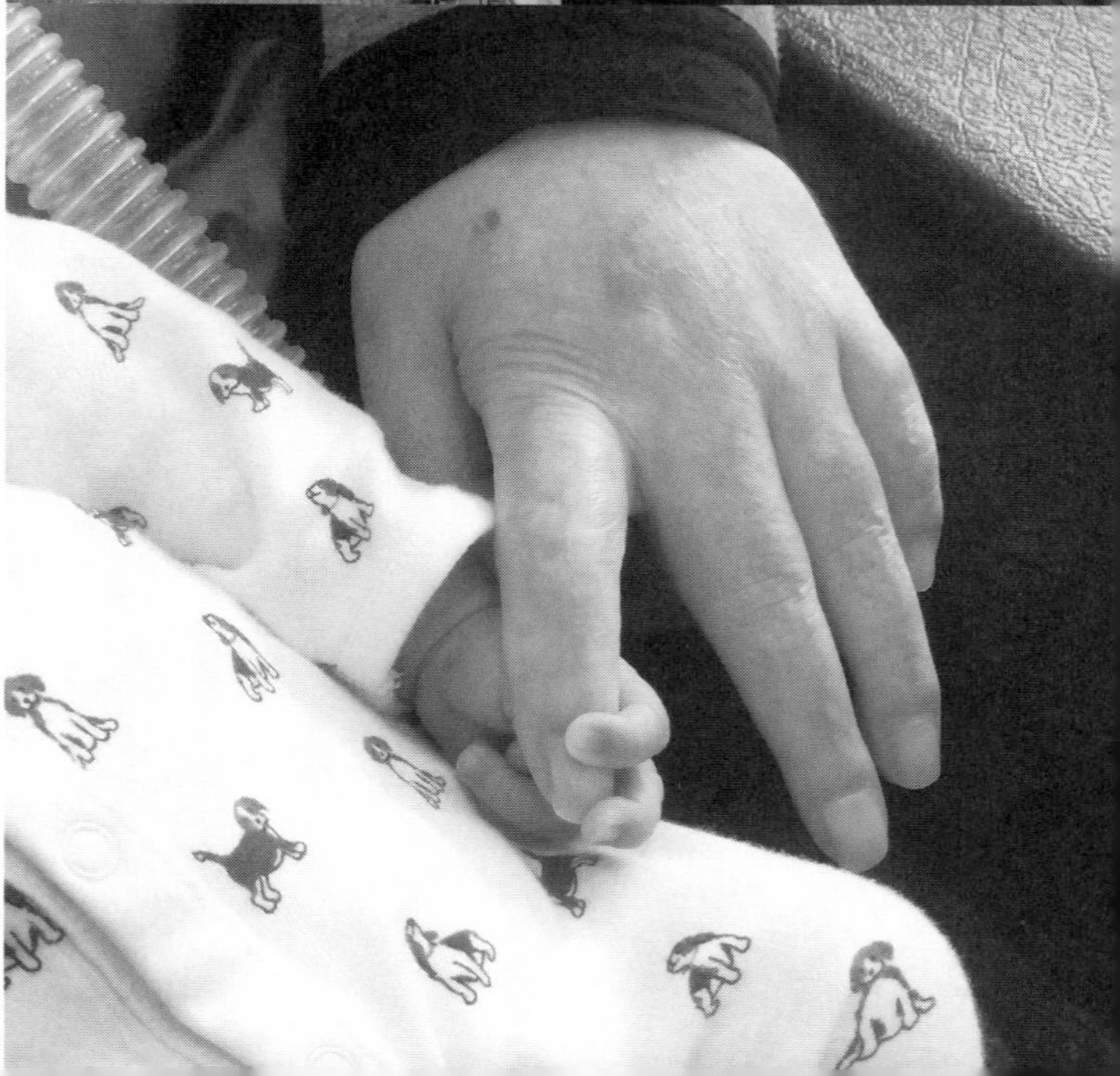

この世に生を受けたばかり。ただひたむきに生きている。

## 喜びや嬉しさつらさや悲しみ

私の患者仲間で、家族や介助者とほとんど意思疎通が難しい人がいます。そういう仲間のことを考えた時に、生きる意味とかよりも、その人の存在自体が意味のあるものだと常に思っていますし、常にそう思いたいです。もちろん、存在していることでその家族の支えになっていることをその意味だと言えるのですが、普通の生きる意味の場合とは少し違うと思います。

「相模原障害者施設殺傷事件」の犯人は、障害者の生きる意味について全面的に否定をしています。障害者は役に立たないと言っています。ここで、「そんなことはないし、障害者だって生きていれば役に立つことがある」と言った瞬間に、犯人の世界に入ってしまわないでしょうか?だいたい、役に立つというのは何の尺度によるものでしょうか?

私は、患者仲間のことを考える時、生きる価値について役に立つとか立たないとかは絶対に言わないことにしていますし、思わないことにしています。

しかし、私は人の役に立ちたいと思っています。それは、呼吸器をつける選択での最大の理由でもありました。その気持ちが、人の差別に繋がったり優生思想に繋がったりする可能性があるなどとは夢にも思いませんでした。しかし今も、言ってはいけないことだと思いながらも、やはり自分は役に立ちたいと思っているわけです。その、人の役に立ちたいという気持ちの中に、優越感という感情が含まれてはいないだろうか？

人の本能の原点は、生きたい、知りたい、仲間になりたいというものだそうです。仲間になりたいをもとに考えれば、人の役に立ちたいという気持ちは自然なものの一つになります。

私のように最重度の障害を持っていると、できることには制限が生じます。また、呼吸器をつける前は生と死の狭間で生きているわけなので、生きる意味などと言っていられない場合も多いです。だからこそ、生きる意味について深く考えたり、意味や意義を見出そうとしたりします。

六年くらい前まで、私の生活は患者支援のためだけにありました。そういう生活が、「生きる意味だったのか?」と問われれば、正直わかりません。多分、生きることの意味というより、私にとって生きることそのもの、やりたいことでやれることをするということだったのではないだろうかと思います。

生きる意味とは、あくまでも解釈の問題です。自分の中の矛盾を意識しながら、意味などないこと、意味を見出すことも含めて、自分ができることを見出していければよいのではないかと思います。

今は、支援活動を通してたくさんの人たちと出会って、その人たちとの交流が私の最も嬉しいことになっています。五年前とか六年前にはあまり感じなかったことです。以前は、全てのことが支援に関係していると無理にでも思おうとしていた感じがします。妻に逝かれてしまったあとは、自分は一年くらい本気で死ぬことを望んでいて、死ぬことが無理なことがわかってからは、ひたすら支援活動をやっていて、嬉しいことはあっても、楽しいなどとは感じてはいけないのだと、自分に枷《かせ》を嵌《は》めていたように思います。

今の私は、活動を通じて喜びや嬉しさを感じています。それが今の「生きる意味か?」と問われれば、そう言えると思います。もっと正確に言うと、意味ではなくて「生きている喜びです」というのが自分の気持ちです。しかし、活動をすればするほどつらいことや大変な苦労も抱えます。それでも、私は活動することを選んでいます。これは、結構根源的なことではないかと思います。

意思疎通が難しい患者仲間も、生きていることで喜びも嬉しさもあるのではないでしょうか?つらいことや悲しいことがあるのも、通じるものではないでしょうか?実は誰にでも、通じるものではないでしょうか?

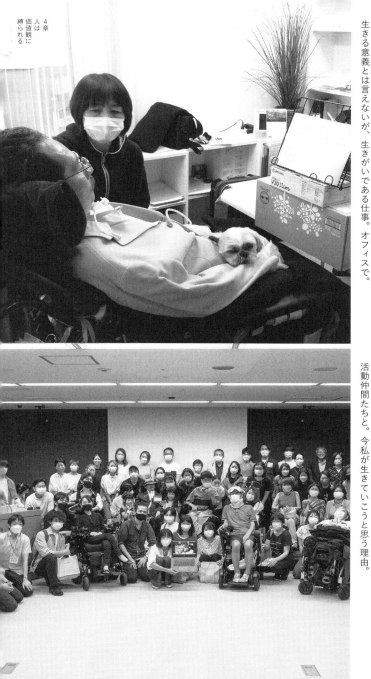

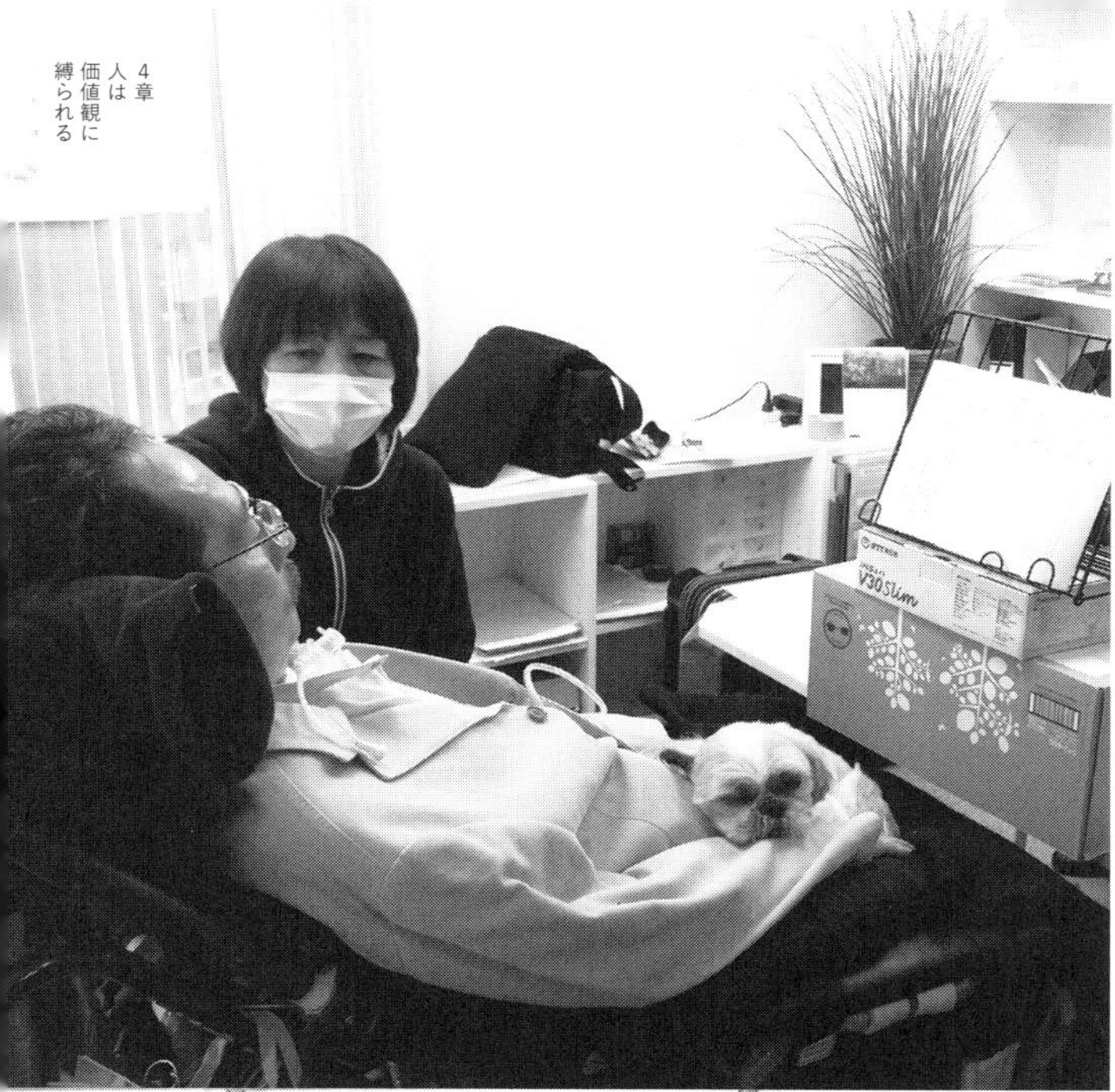


生きる意義とは言えないが、生きがいである仕事。オフィスで。

活動仲間たちと。今私が生きていこうと思う理由。

## 自分の中に存在している「混沌」

私は、自分の中に混沌を抱えている。矛盾による問題を抱えている。自分は何を言っているのだ……と悩んだりもする。まさに、自分が混沌の中にいることを感じる。

私は、「命は、存在していることそのものに意義や意味がある」と常に言っている。それなのに、自分の命に対してはそうは思えない。

私は、言語によるコミュニケーションがとれなくなることを非常に恐れている。「コミュニケーションは、心と心でするものだ」と尊敬する先生が言っている。私もそうだと思っていて、言語によらずにコミュニケーションをとっている友人に会いに行くことを楽しみにしている。そんな時は、生きる勇気をもらう。生きる希望というより。それでも、自分からの発信ができなくなって、活動や仕事ができなくなることが怖くてたまらない。

先輩患者で私のＡＬＳ人生の恩師であった橋本操さんは、常に患者に対して、「自分を好きになりなさい」「自分を大事にしなさい」と言っていた。私は、自分を好きでも嫌いでもない。ただ存在して、やりたいことでできることをやっているだけだ。そういう意味においては、存在しているだけのことになるわけだが、「存在して何をするのか?」というところに大きな問題を抱えている。

「自分を大事に」というところにも大きな問題を抱えている。人の命は大事だと心の底から思っている。ところが、自分に対してはどうだろうか?全然大事にしていない。と言うか、大事に思えないのだ。

二〇二一年と比較して、二〇二二年には体重がちょうど一〇キロ減った。体調不良によるものだ。このまま減り続けて消えてしまっても、私は一向に構わないと本気で思っている。自分の命をそんなふうに思っているのに、ほかの人の命を大事にできるのだろうか?とも思われるだろうが、人の命については本当に大事だと思っている。これは、私の偽らざる気持ちだ。

現在の私は、私を大事にしてくれる介助者や活動の仲間のために、しっかりしなければという思いで自分の命に気をつけている。

常に人を優先する傾向は、発病前からはっきりあった。学生時代、リーダーであった私は、人をまとめるにあたっていかにみんなにとって快適かということに心を砕いていた。同級生たちからは、「生まれながらの幹事長」と言われたりしていた。自分を大事にできなければ、他人を大事にできないということは一般的にも言われていることだが、私はどうもそうではないようだ。

私は、人のために自分ができることを、自分のことより優先してやることを、自己犠牲とは思っていない。それは、自らの意志を貫くだけのこと。人を優先するからといって、自己犠牲ではないのだ。しかし、人を優先するのは自分の意志だから、実は自分を大事にしているとも言える。いつも自分よりほかの人を優先しているが、私にとっては自分の意志なのだ。

自分のやりたいようにやっているだけだが、そんな私を人は、「ドM」と呼ぶ。

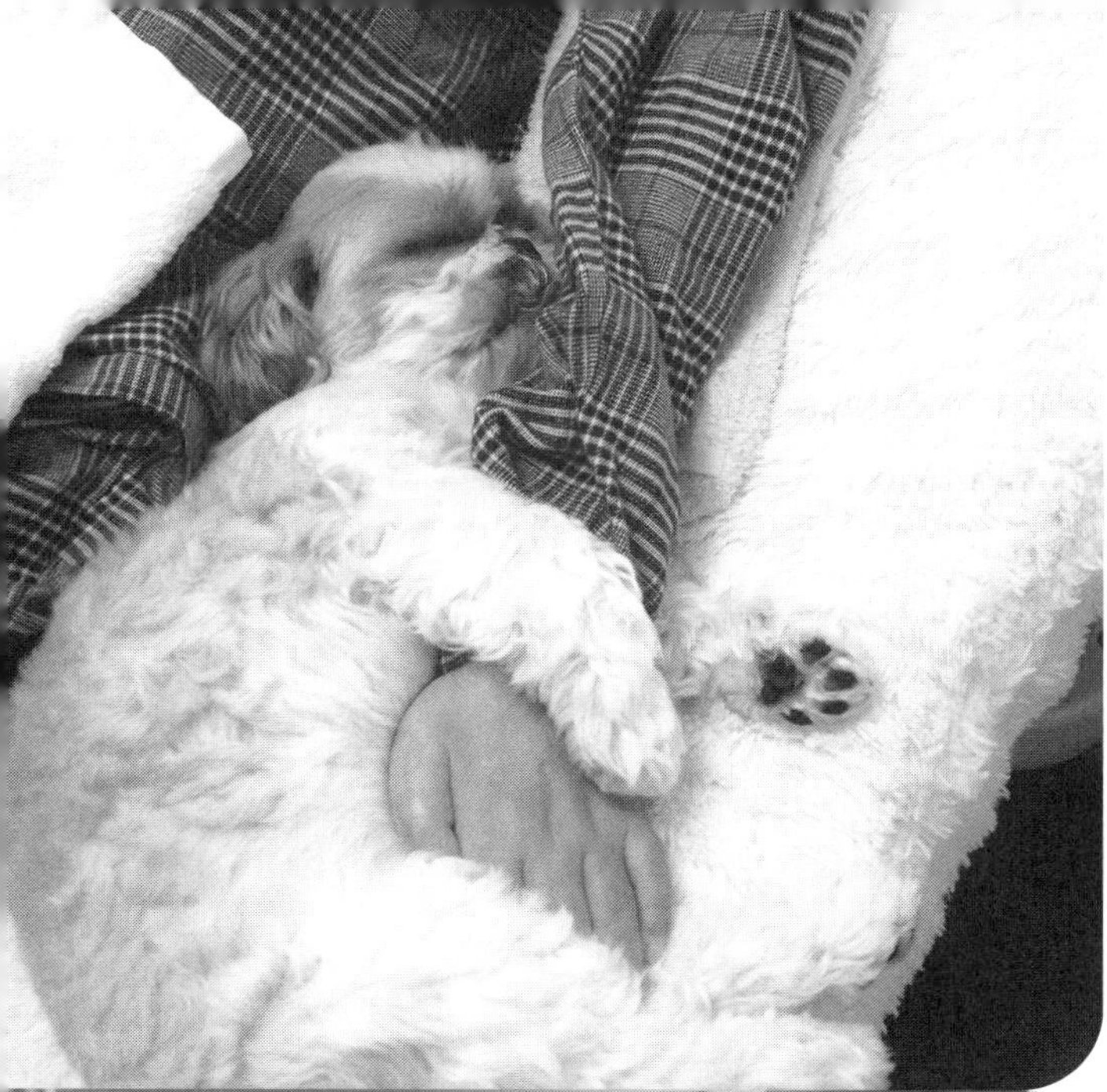

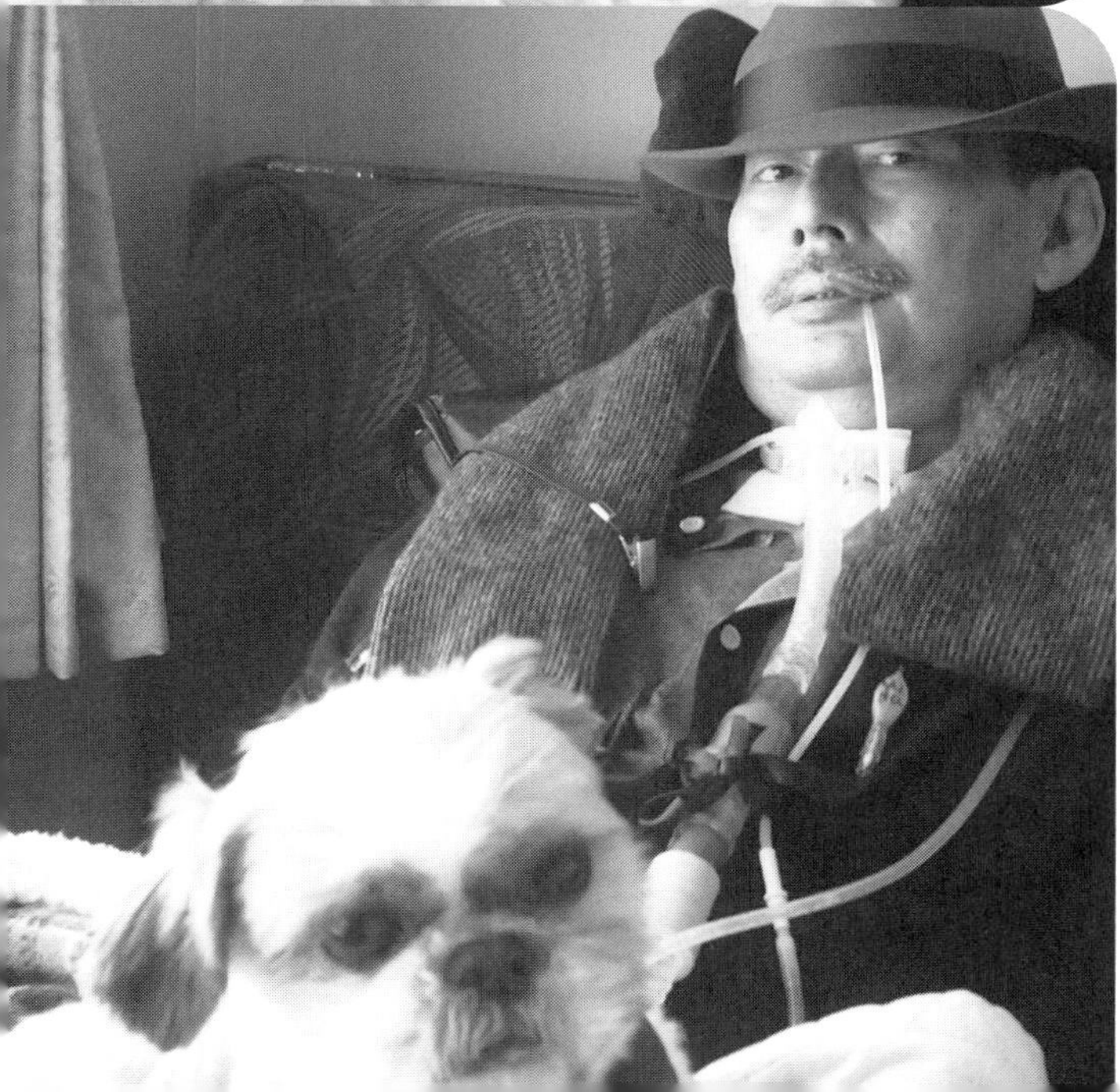

私は矛盾を抱えている。唯一愛犬には何も考えずに接することができる。この愛犬を連れて全国を飛び回った。もちろん、愛犬を優先しながら。

# 5 章

# 境を越えて

## 環境の境

二〇二〇年コロナ禍、通って来てくれる介助者が着けているマスク、医療現場や店舗での透明の仕切りなどは、お互いへの思いやりだという解釈に基づけば、境は境として存在していても、境を越えられることを社会に知ってもらう機会になるのではないかと思っていました。

しかし、医療職や介護職をはじめとし、流通に携わる人まで、いわゆるエッセンシャルワーカーと呼ばれる人たちに対して偏見や差別が起きました。本当のことなのかと耳を疑いますが、現実なのです。自身を守るための他者排除なのでしょうが、それが回り回って自身を守れなくなることは自明です。

わかりやすい例に、医療崩壊が起こった際のトリアージ（傷病者の重症度や治療緊急度に応じて治療優先度を決めること）問題があります。私は、人工呼吸器を装着しているのでとても身近な問題として捉えられます。自分の呼吸器を誰かに提供するかどうかを想像できます。弱い者を優生思想で切り捨てるとしたら、コロナに罹患した重篤な患者は救わないことになります。その現場では、たちまち誰もが優生思想における差別される側になるということです。

ある思想では、「この先の将来でその人がどれだけ幸福を得られるかで測る」と聞きました。いったい誰が人の将来の幸福を測れるのでしょうか？必然的に救われないのは高齢者になるのでしょうか？障害を持っている人もそう測られるかもしれません。実際の社会では、お金持ちや社会的地位の高い人が利用できる優遇された医療現場が存在します。

命の選別はしてほしくないですが、もしその現場だとしたら、命を救う可能性だけに焦点を絞ってほしいです。命の選別は命だけであって、ほかのあらゆること、年齢や障害、社会的地位の有無などは関係する余地がないはずです。

私は、難病と障害者の団体に属しています。それぞれの団体が、差別や偏見に対して社会が理解を深めて、差別的な行為がなくなるよう運動を展開しています。「昔に比べると、格段に社会が理解を示し変化してきている」と先輩たちから教えてもらっています。しかし、差別は消えていません。

発病する前も、私は色々なカテゴリーに属していました。例をあげればキリがありません。皆さんも同様でしょう。人間であることに始まって、人種だとか、どこの出身地だとか、どこの学校だとか、親や子であること、本当にキリがありません。この中で、どうも危険なカテゴライズとそうでないものがあるような匂いがします。

カテゴライズは、とても便利で効率的なものです。しかし、それは差別の根源になっているようにも思えます。例えば、人種なんてカテゴリーに分けなければ差別なんて生まれないでしょう。一方で、カテゴリーによって自分たちの仲間を守ることが生物の本能であるとしたら、カテゴライズだけの問題ではなくなります。

テレビやニュースなどで、人種差別を乗り越えた素晴らしさがたくさん伝えられてきました。例えば、南アフリカのアパルトヘイト抵抗運動の活動家、スティーヴ・ビコをモデルとした映画、「遠い夜明け」（一九八七年公開）の原作「アスキングフォートラブル」（ドナルド・ウッズ著）、日本語に訳すと「困難を求めて」を、私は二十八歳の時に読み、人生観に大きく影響を受けました。ほかにも、マンデラ・ネルソンや、もっと有名なキング牧師。発病前も発病後もそういうことに感動してきました。しかし、世界の潮流として相変わらず差別が存在します。どうしてなのでしょうか？

私は、「差別は人の根源の一つなのではなかろうか」といつも思ってしまいます。だからこそ自覚して、「人は差別することも当たり前なのだ」と認めることができないでしょうか？「そんなことを認めたら、差別を助長することになる」と言われてしまいそうですが、まず、事実を認めることから始められないものかと思います。差別や偏見を持ってしまうのも人だし、それを越えて感動するのも人です。

東京医科歯科大の看護学生に、「障害を個人モデル（医療モデル）から社会モデルとして考えてみよう」というテーマで講義をした時に、学生から、「『障害はみんなの問題だ』と言ったら、周りから『障害は特別な人たちの問題だ』と言われてしまいました。どうしたらよいですか？」と質問されました。私は、次のように答えました。

「日本で何かしらの障害の認定を受けている人は九百万人です。人口の約七・四％です。潜在的な人も合わせれば十人に一人です。それが、個人的な問題であるわけはありません。駅にエレベーターを設置するのに、十五年前は一台二億円でした。今は五千万円なので、どんどん普及しています。それがどんなに高齢者やベビー連れの人に貢献しているかは皆さん知っているでしょう。都市部の駅では、三十年前はほぼゼロだったバリアフリー化の割合が、今や九十七％だそうです。社会を、『環境』ということばに置き換えてください。

とてもわかりやすいです。社会だと身近に感じられませんが、自分を取り巻く環境だと思ってみてください。環境によって、私たちの人生は決まってしまいます。日本に生まれた人とアフガンに生まれた人では、まったく違う人生です。どちらが幸せな人生を送るかどうかはわかりませんが。社会とは、皆さんを取り巻く環境のことなのです。そう考えれば、皆さんの問題として感じることができるようになると思います」。

私は最近、社会を「環境」ということばに置き換えることによって、ぐっと身近な問題として感じやすくなるのではと思っています。そして、社会を変えようなんて大きなことは私には無理でも、環境なら、身近なことから少しずつ変えられるとも感じています。

発病するまでは、様々なカテゴリーに属していましたが、差別を受けた実感はありませんでした。日本人であること、黄色人種であることによって、差別されているらしいと思ったことはありますが、実感はありませんでした。現在私は、難病患者と障害者というカテゴリーに属し、とてもわかりやすい差別の対象になりました。しかし、差別を受ける側のカテゴリーに属してはいますが、結構差別されている割には強いし、かなり好きなように生活しています。差別を受けて嫌な思いや、つらい思いをしているとはとても思えません。差別されていることで、かえって大事にされていることもあります。

私にとっては、時に段差は大きな境になります。外出の時、目的地までの案内通りの時間に着いたことはありません。しかし、スロープや荷物や車椅子を持ち上げてくれる人がいることで、境は乗り越えていけるし、時間がかかっても目的地まで到達できます。

境を支援によって越えられた時は、物理的な境を越えたということにプラスして、精神的な境も越えられたと感じます。介助者は、私と社会を繋いでくれるだけではなく、一緒に境を越えてくれる最良の伴走者です。一方、まったくの他人からの温かい手助けは、この社会で生き続けてもよいのだという確信を私に与えてくれます。

境は、どんなところにも存在しています。そう、本当は境なんてないほうがよいのだけれど、なくそうと発信するより、境の存在を認識した上で、みんなで乗り越えるほうがずっと現実的ですし、共存できるのではないかと思うのです。

私は、発病前は政治にほとんど関心を持っていませんでした。しかし、今は大ありです。社会は私たちにとって空気みたいな存在でもあります。日本では、だいたいの人が平和に生きていけることは当たり前で、自分の考えを言うこともできて、移動も当たり前にできます。私は、当たり前には生きられなくなって、一気に深く社会を考えるようになりました。

私がよく使うことばに、「木も見て、森も見て」があります。私の造語です。一人ひとりも大事にして、社会全体も見ないといという意味です。私は、その原点も大事にしていきたいと思っています。

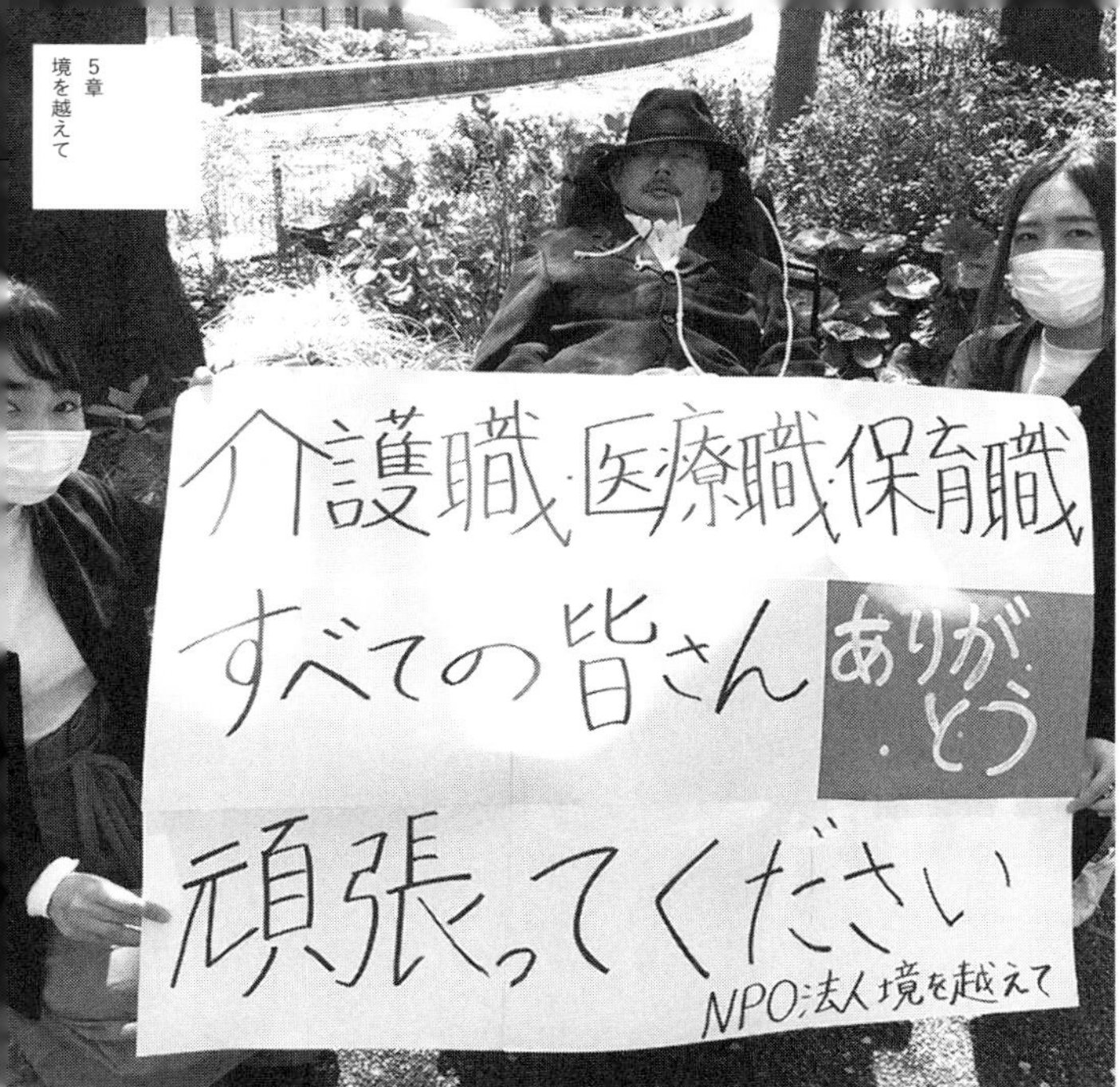
介護職・医療職・保育職
すべての皆さん
ありがとう
頑張ってください
NPO法人境を越えて

二〇二〇年四月四日、みんなにエールを。まだ日本ではこういう行為は先駆けでした。

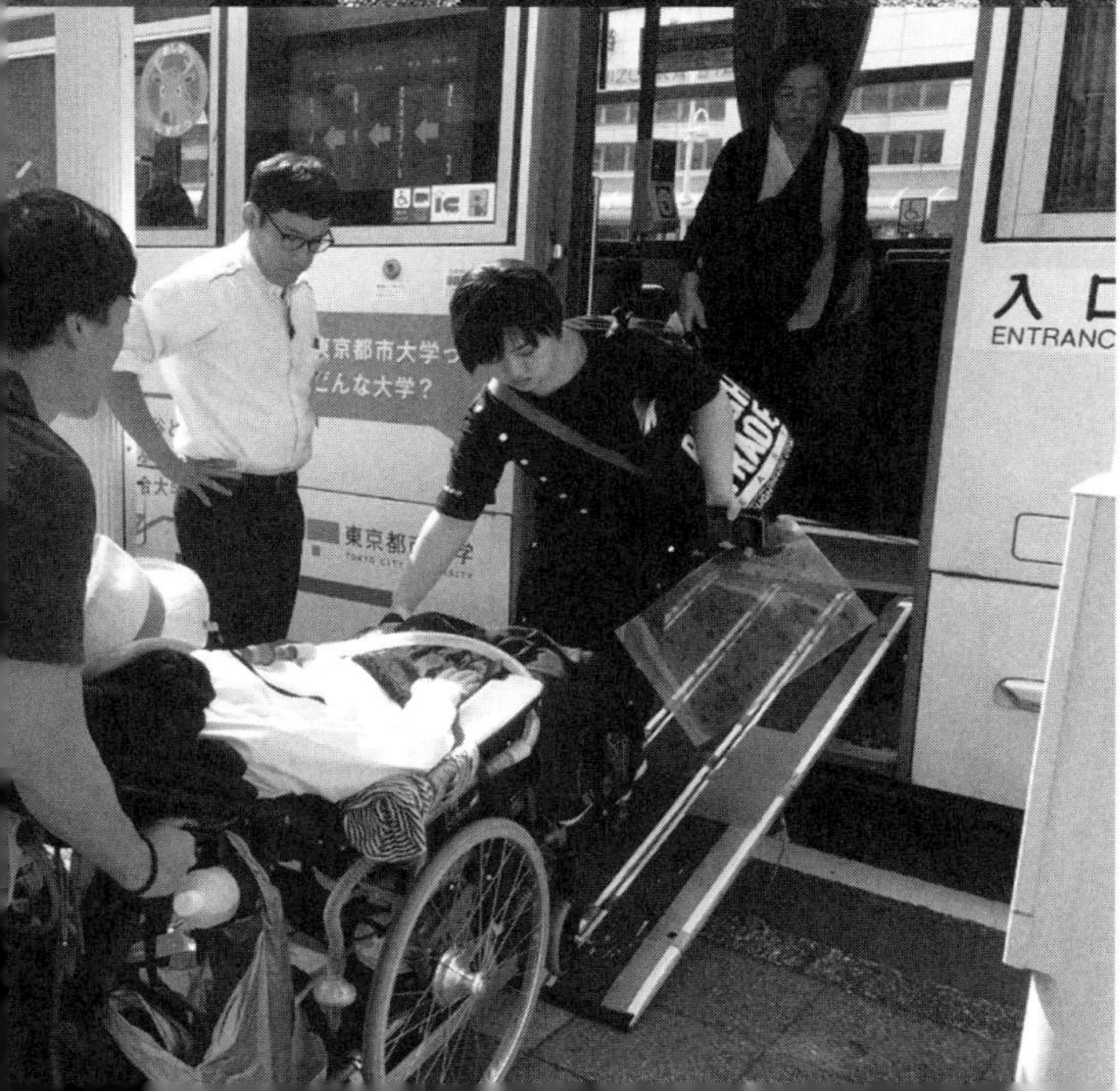


大きな境（バスの段差）をみんなの力で乗り越える。

## 境遇の境

私を見て、「普通」だと思う人はいないでしょう。よく言われることに、普通ってなんだ？があります。人には自分の普通を疑ってほしいといつも思うのですが、私も「ＡＬＳ患者だって普通に暮らせるよ」と言う人たちの話を聞くたびに、普通に暮らせるわけないだろと思ってしまいます。私も現実を受け止めることから始めないとと思います。

理屈では、普通や日常は構成概念ですが、現実には存在していると思います。普通が存在するから差別も区別も生まれるし、日常が存在するから心の問題の全てを解決できないのだと思います。心と体があるように、普通や日常が存在しています。その普通の枠からはみ出すと苦しみます。マイノリティがその典型です。日常を失う怖さは、想像を絶する場合があります。コロナでそういうことが顕著になった部分もあったと思います。もちろん、私たちＡＬＳ患者も生死のことばかりではない日常を持っています。それを持てないとやっていられません。

ところが、ＡＬＳを発病するとあまりに生死のことばかり考えてしまいます。障害や難病や生きづらさを感じている人、死にたいと思うような人たちは、自分自身にとっても、普通を持ちにくくなっているのではないかと思います。

私は、発病してから一、二年先のことを考えられるようになったのは四年くらい経ってからです。理由は、精神的に自分の状態に少し慣れて、一年後の予定が入るようになったからです。今は、二年以上先のことは考え難くもあります。本当に二年以上生きていられるか？ということもあるし、コミュニケーションが二年先でもとれているか？という気持ちがあるからです。

もう一つ、発病してから一、二年は、音楽は静かなクラシックとヒーリングとバラードしか聴けなくなりました。発病する前は色々聴いていて、ハードロックも好きだったのにまったく聴けなくなりました。こういう患者は時々いて、音楽は静かなものしか聴けなくなるようです。それは、過酷な病気に罹患した心情を表しているのかもしれません。

発病してからよく聴いていた曲には、いつもキーワードがありました。キーワードは、大抵生死に関係していました。同じ曲でも、発病してからと発病する前では歌詞に感じること、歌詞の解釈がまったく違ってしまいました。自分の境遇で感じ方はどれほど違うのかと思いました。一人ひとりが理解し合うことの難しさを感じます。「障害者を理解して」が、どれほど難しいかということを。そして、わかり合えないからこそ、わかり合おうということなのだとも思います。

東日本大震災で、甚大な被害にあった宮城県南三陸の中学生たちの写真展を見に行った時のことです。震災の時に産まれて間もなかった子たちが、十年後の南三陸を写真に撮って自分の思いを伝えていました。それを見た時に思いました。「東京で生まれ育った子たちと、大地震で甚大な被害にあった場所で生まれ育った子たちは、境遇が違う。人それぞれに境遇は違う。みんなと私は違うが、それはそれぞれの境遇なのだ。みんなと障害者は違うのではなくて、それぞれに境遇が違うのだ。隣の人とも境遇は違う。それぞれに境遇は違うが、同じ社会で生きている」と。

私は、この「境遇」ということばが気に入っています。私が身体的な最重度の障害者であることも境遇なんだと思ったら、初めて自分の病気が少し受け入れられたと感じました。境遇なのだから仕方ないではなくて、その境遇の中でいかに生きていくかを考えようと。

私たちは、境遇や立場や状態によって本当に変わってしまいます。それでも、変わらないことはなんだろうか?変わりたくないものはなんだろうか?変わってはいけないものはなんだろうか?それを考えることが、「生きるってなんだろう」に繋がっているような気がします。

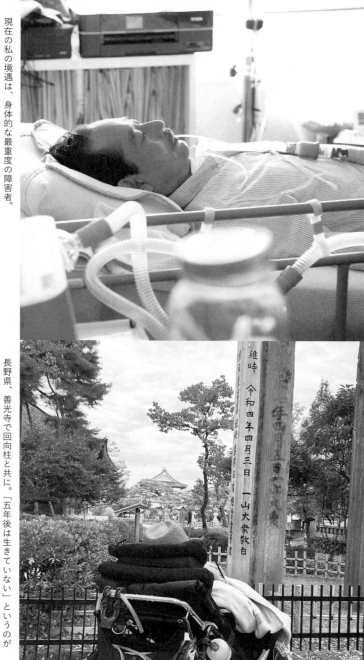

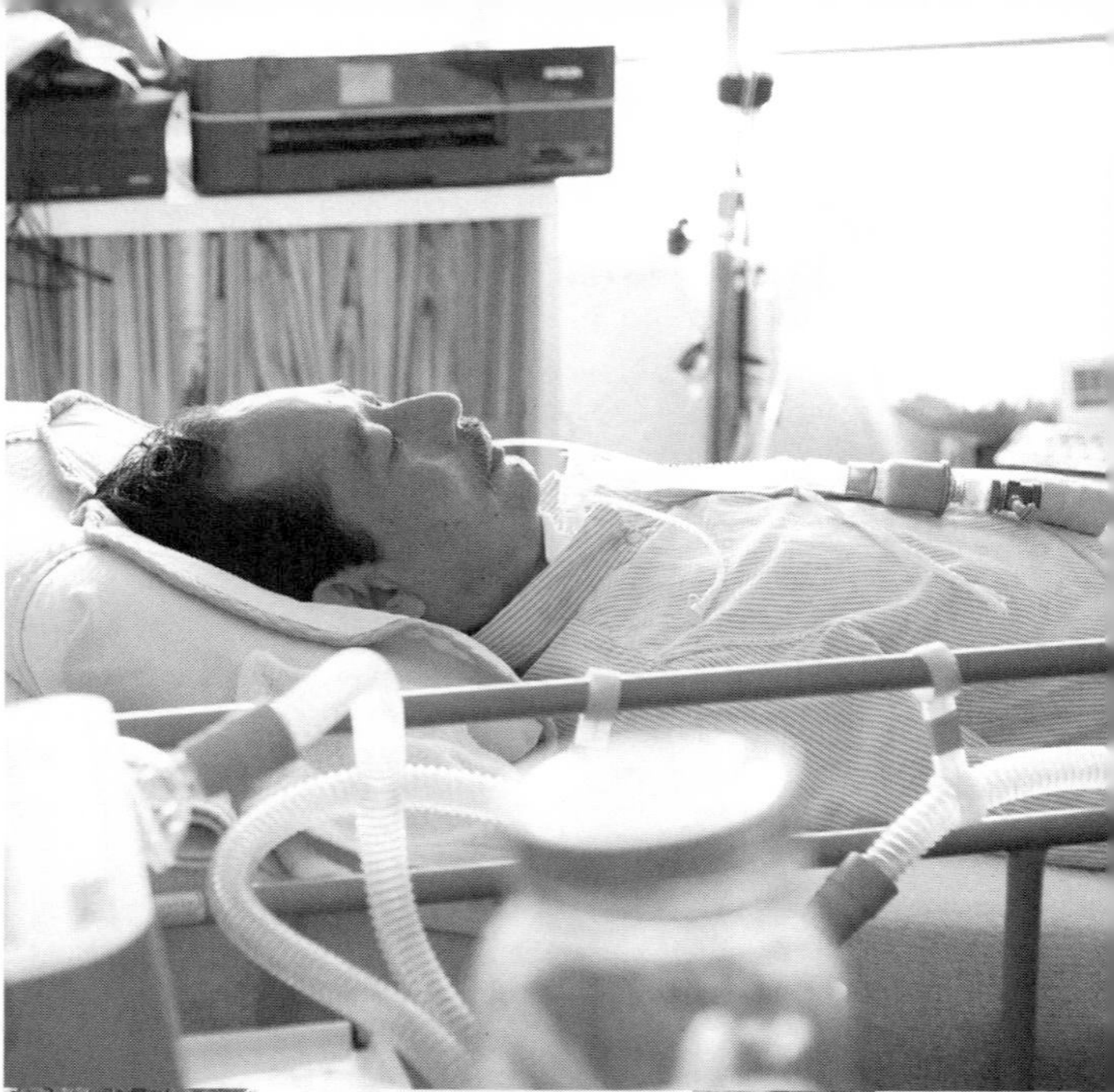

現在の私の境遇は、身体的な最重度の障害者。

長野県、善光寺で回向柱と共に。「五年後は生きていない」というのが私の境遇かも。

## 光と闇の境

ベッドの上で、何も言わずに寝ている人たちが並んでいる病院に行ったことがあります。そこでは、決まった時間に吸引をして、おむつ交換も決まった時間にするだけです。もちろん経管栄養も。話しかけられることもなく、淡々とされるがままにそこにいるだけです。とても、「暮らし」なんてことばは使えないと思いました。本当に生きているのか？存在は尊いと言えるのか？もちろん、本人がどう思っているかはわかりません。

私が胃ろうをつくった時の二週間の入院や、気管切開した二カ月間の入院の時は、介助者がいない時間が結構あり大変つらかったです。例えば、排泄のために便器をベッド上でセットされますが、あて方が悪くても伝えることはできません。圧迫痛はつらいです。次は痺れてきます。その痺れが切れると本当の痛みに変わります。この時、私は拷問には耐えられないな、どんな嘘の自白でもしてしまうだろうなといつも思いました。それほど痛いことから解放されたいのです。全身汗です。そんな時に看護師に、「岡部さん、暑いの？」なんて聞かれると、どれほど情けないか。

ＡＬＳ患者に限ったことではありませんが、誰かに関わってもらうことがどれほど幸せかということもそこにあります。看護師によっては、「おはよう」とか「ご飯ですよ」と声をかけているでしょう。でもそれは、暮らしとか生活とか言えるのだろうか？本当に呼吸器をつけて生きていてよかったと言えるものなのだろうか？考えてしまいます。

自分からの意思の発信がないと、「暮らし」というイメージを持ちにくいと思いますが、自分から発信ができなくなっても、家族や介助者によって確かに「暮らし」と言えるような生活をしている人はいます。喜びを感じる時もあると思います。私は、自分から発信ができなくなることが怖いですが、病室に並んでいる自分を想像する時が最も怖いです。

私は、人の人生には光と闇があると思います。ＡＬＳに罹患すると、真っ暗闇と思う人がほとんどでしょう。私もそうでした。しかし、病院のベッドの上にいる人に比べたら、全然暗闇ではないかもしれない。それは解釈の問題でもありますが、解釈では済まされない現実もあります。餓死していく子どもたちは、解釈でどうにかなることではありません。

人生には、本当にどうにもならない闇があるような気がします。開高健が書いているものを読むと、人の心は人によっては本当の闇になってしまうかもしれないと感じます。例えばそれは、開高健が見たままを記録したもので、ベトナムの少年兵がアメリカ軍につかまって、見せしめのために広場で殺される風景が書かれていました。その少年を生かしておけば、何人ものアメリカ兵が殺されるだろうという理屈で少年兵は殺されるわけですが、開高健はそこに、「人間の中の絶対悪を見た気がする」と書いていました。安楽死や尊厳死にも関連したものを感じてしまいます。

人の心には光と闇が混然としていて、その人の心の中にある光と闇の部分が表れ物事の事象は起こるのだと私は思います。闇が強く表れれば、相模原障害者殺傷事件になるし、光が表れれば、電車のホームから落ちた人を命がけで助けようとする人になります。コロナについても、連帯と分断という人の心の光と闇がくっきり表れました。

この、人の心の光と闇によって社会は構成されているとも思いますが、光と闇にもグラデーションがあることが現実だと思います。病院でベッドに寝たきりの人たちがいるのを許してしまう闇もあれば、闇の部分に心を砕くのもまた人です。家族には家族の事情があり、病院や看護師にもそれぞれ事情があります。人の心の暗闇がベッドで寝たきりの人たちをつくっているのではなくて、仄暗《ほのぐら》い事情がつくっているのだと思います。

見学に行った救護施設（最後のセーフティネットとも呼ばれている生活保護施設）は、私が思っていたよりもずっと明るいものでした。もっと悲惨な暮らしをしている救護施設も多いと聞きました。私が行った施設は、日本に百八十ある救護施設の中でも一番環境のよいところだそうです。ＡＬＳ患者の入院している病院も様々なのだと思います。

患者当事者も家族も、病院をうまく活用しながら自分の暮らしを成り立たせている人たちもいます。在宅で暮らせているALS患者は、地域によって本当にバラバラなのですが僅かです。在宅で療養させられないご家族は、それぞれに事情があるのです。在宅で私のように暮らしていける患者を、「嫉妬している」とご家族に言われたこともあります。ご家族のつらさは想像を絶します。

安楽死・尊厳死について語る時、私はどうしてもベッドの上で何も言わずに寝ている人たちが並んでいる光景が胸に引っかかってしまいます。そうやって生きている人たちがいることを胸にしまいながら、いつも発信しています。

「ベッドで寝たきりで並んで生きている人たちの問題は、医療の問題だ」と言っていた医療者がいました。医療体制によっては、もっと遥かに「暮らし」と言えるものに近づけるかもしれません。本当にそうなってほしいと願うばかりです。また、医療の問題だけではなく、福祉と医療の橋渡しも必要なのだと思います。実現は実に困難でしょうが、解決は難しくても改善を目指すことはできるはずだと思っています。

「境を越えて」の活動を、私はまだまだだと思っています。自分の命を削るほどにやってはいますが、本当の闇に入っている人をすくい上げる支援には程遠いです。私は、患者だけではなくその家族も、介助者も含めて当事者だと思っています。そういう人たちへの支援ができてこそ、もっと私たちの活動が共感してもらえるだろうと思っています。

大抵の人は、闇を知らずに一生を終えます。もちろん、それでよいと思います。そういう人に、当事者意識を持ってと求めるのは難しいですが、それでも私は、光を見せることができたら、「少しでもみんなにとって暮らしやすい社会になったらよいな」と思う人が増えてくれるかもしれないと思い、闇を見せることで、「こんな人でも生きているのだから自分も」と思ってくれるかもしれないと思い、これからも光も闇も伝えていきたいと思っています。当事者に闇をもたらさない社会を、強く願っています。

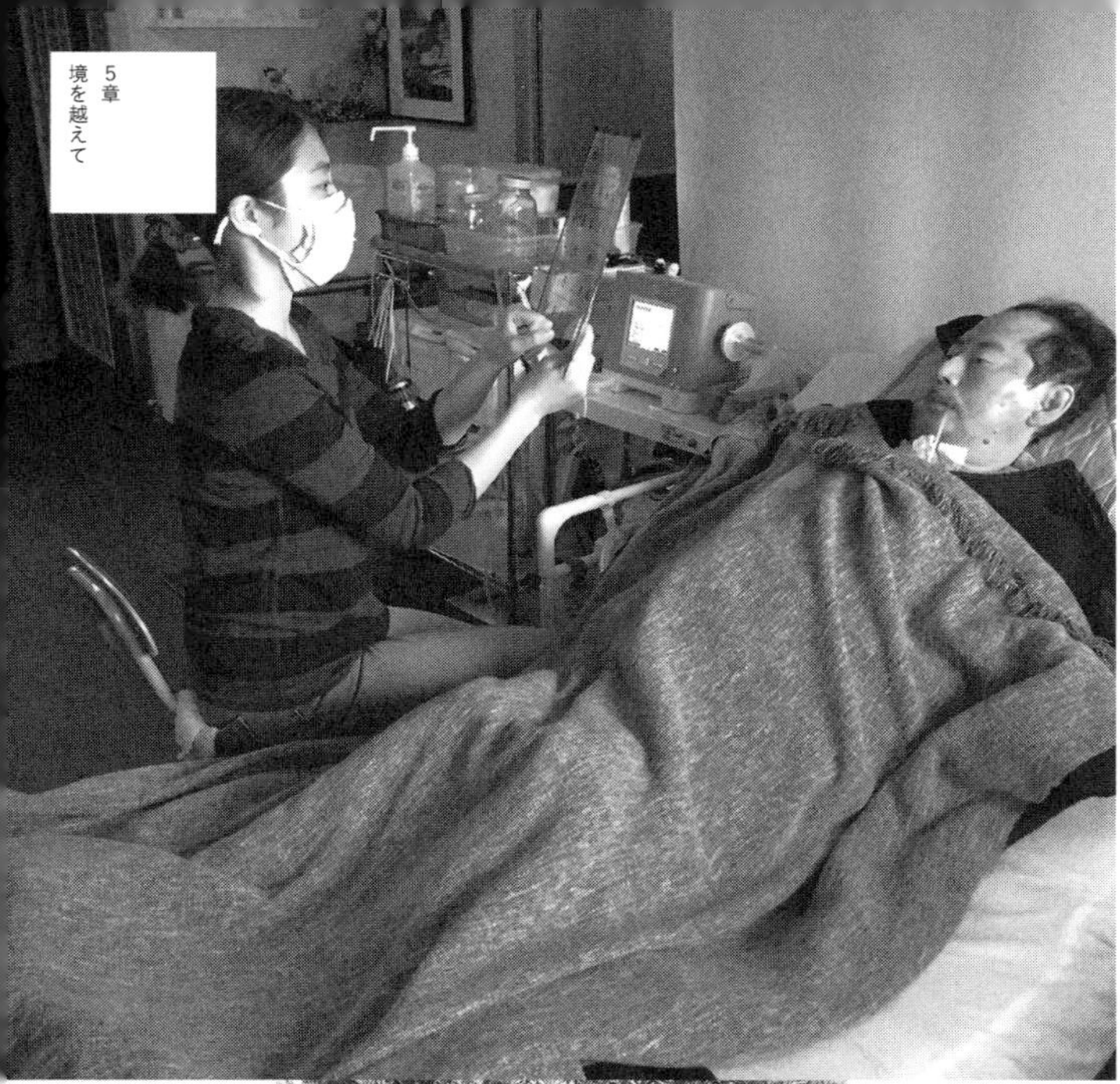

闇から光の世界に。私とコミュニケーションをとってくれる介助者。

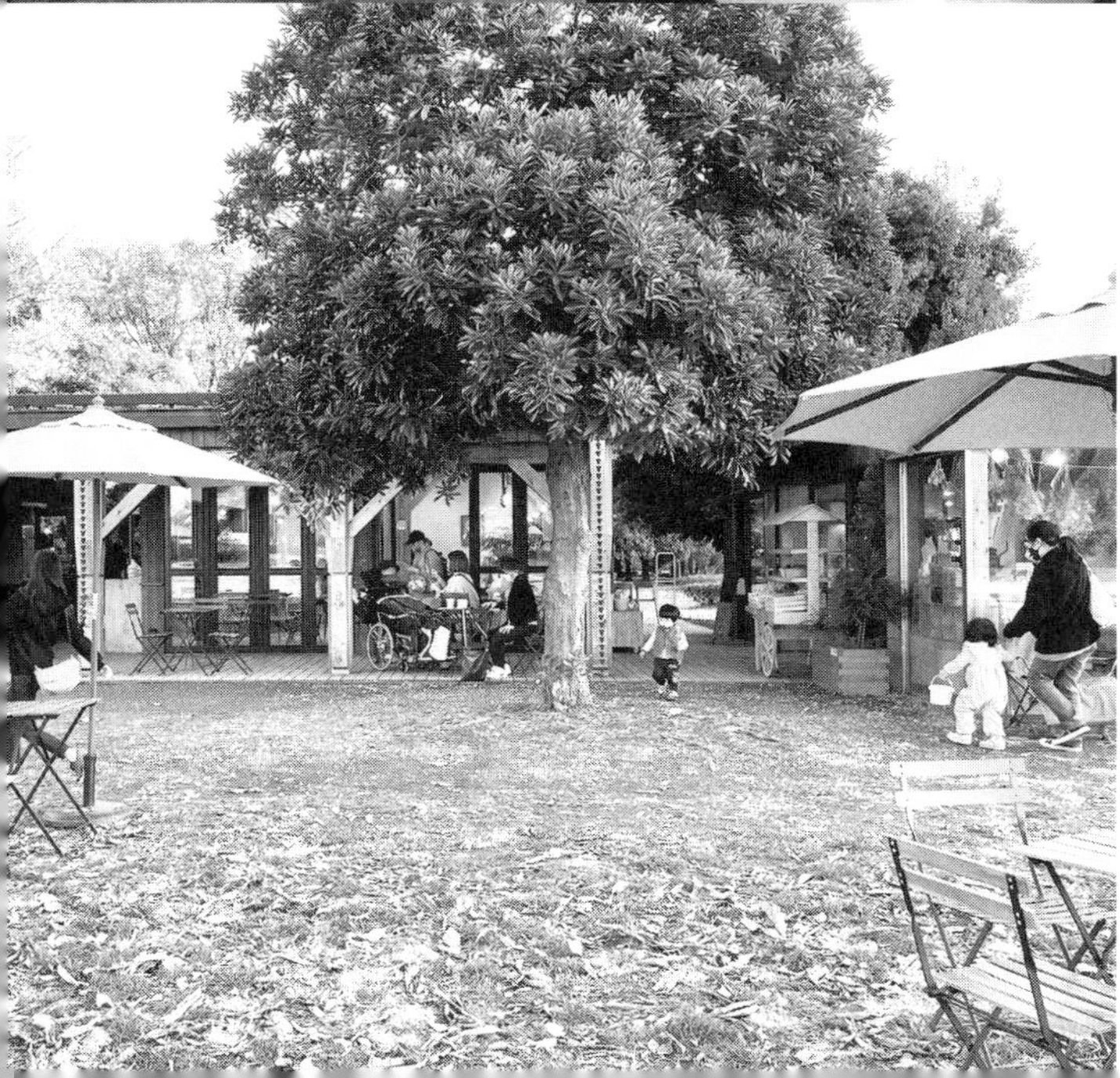

光の中で。この本の執筆風景（近所の公園のカフェにて）。

## 私にとっての特別 ― 映画がもたらしてくれたもの

私は、映画マニアではない。「好きか?」と聞かれれば「大好き」と答えるだろうが、たいした本数は見ていないと思う。そんな自称映画好きな私だが、発病して気管切開をしてからの十三年では、たぶん二十から三十本程度しか映画を観ていない。しかも、映画館で観たのはたったの三本だ。忙しいのもその理由だが、呼吸器の音や吸引の音が他の観客に迷惑だろうと思って足を運べないのだ。そのたった三本には、私個人が縁があるから自分でも驚く。映画制作に僅かながら関わらせていただいたのだ。

一本目は、二〇一八年公開の「寝ても覚めても」。この映画は、二〇二一年に世界的な大ヒットとなった「ドライブ・マイ・カー」の濱口竜介監督と山本晃久プロデューサーのコンビによる作品だ。主人公の友人がALSになり、そのことが映画の中で重く私たちに問いかけてくる。実際の在宅療養の様子をご覧になりに、監督とプロデューサーと患者役の渡辺大知さんの三人が私の部屋にいらした。映画を観ると、私の部屋によく似た部分がある。のちに渡辺さんから伺ったのだが、目の動き方に非常に気持ちを乗せて演じたそうだ。

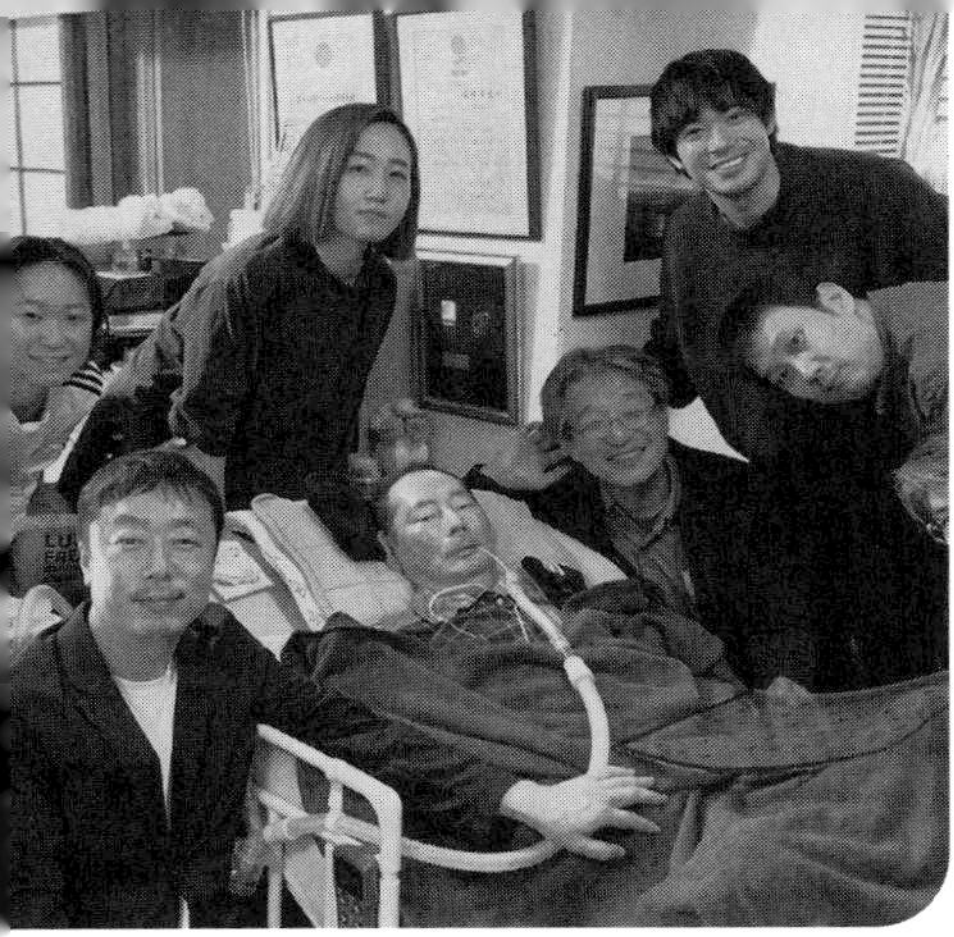

濱口監督と山本プロデューサーと渡辺大知さんたちと。

彼ら三人とは、二〇二二年に「ドライブ・マイ・カー」を観た私の感想を監督に送ったことで自宅で再会を果たした。「ドライブ・マイ・カー」では、直接ＡＬＳなどの難病を扱ってはいないが、大切なものを失いながら自分を開いていくことによって、新しい自分や新しい関わりを持った人に出会っていく。それはまるで、難病に罹患した私の人生に重なってくるのだ。世界的な作品を生み出したあとも、何も変わっていない人柄に嬉しくてたまらなかった。

二つ目に関わらせてもらった映画は、二〇二〇年公開の「１０万分の１」。この映画は、まさにＡＬＳを取り上げたもので、主人公の女子高校生がＡＬＳを発病する。その彼氏を白濱亜嵐さんが演じた。私は、彼らが会いに行くＡＬＳ患者役の俳優さんの演技指導を依頼されたのだ。私の写真や介助者の写真も映画の中に登場した。亜嵐さんとは撮影現場で会ったのだが、なんて爽やかで感じの良い美少年だと思ったことが鮮明に思い出される。

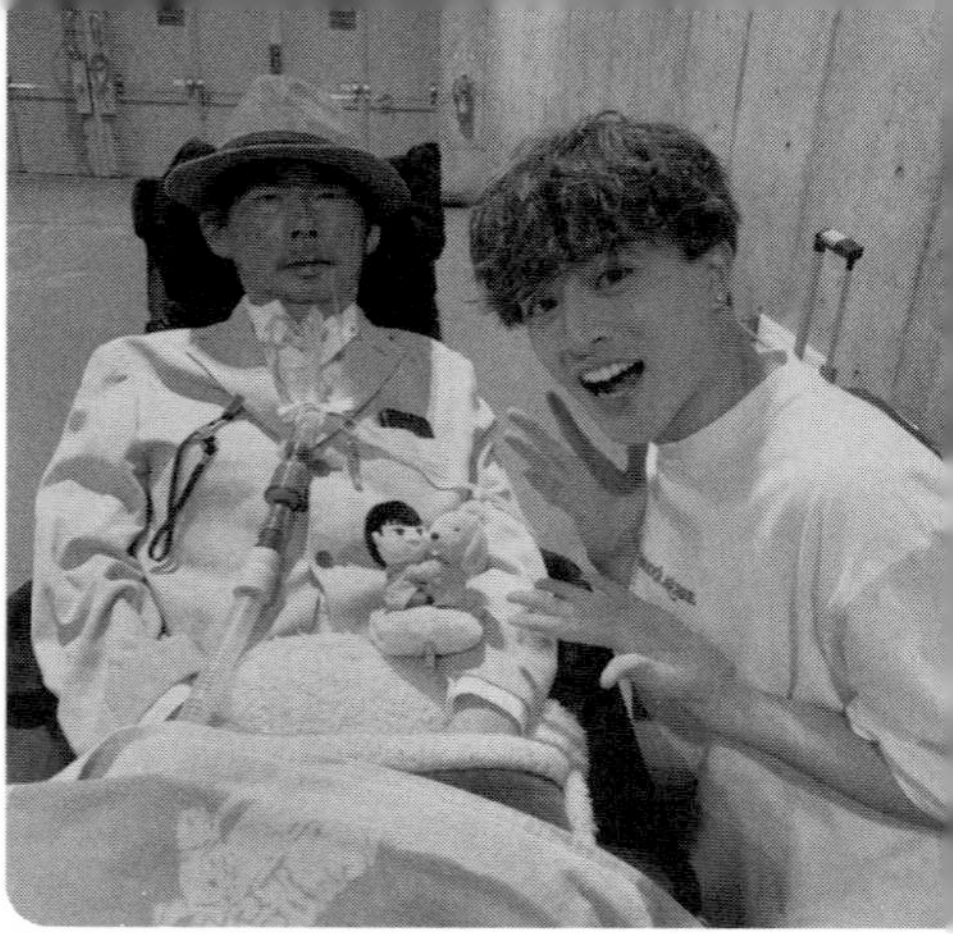
白濱亜嵐さんと。

亜嵐さんから連絡をもらったのは、映画公開の翌年だった。所属事務所「LDH JAPAN」の賛同を得て「境を越えて」の支援をしてくださった。あのEXILEだ。本当に嬉しいやら驚くやらだった。それ以降、亜嵐さんとはメールのやり取りやライブに行ったりと交流が続いている。GENERATIONSのライブに私が行くのだ。先日、ライブ後に久しぶりにお会いした。実は私はとても体調が悪かったのだが、亜嵐さんにお会いした時だけは別人のように元気になっていた。介助者から、「この二年で最も表情がよかった」と言われた。

もう一つは、ドキュメンタリー映画でＡＬＳ患者を取り上げたものだ。ドキュメント映画監督、宍戸大裕さんとカメラマンの高橋慎二さんによる作品だ。宍戸監督の作品には、二〇一六年公開の「風は生きよという」、二〇一九年公開の「道草」があり、私がとても縁深い人たちが出演している。彼らが今撮っている作品は、まさか私自身が出演者の一人なのだ。

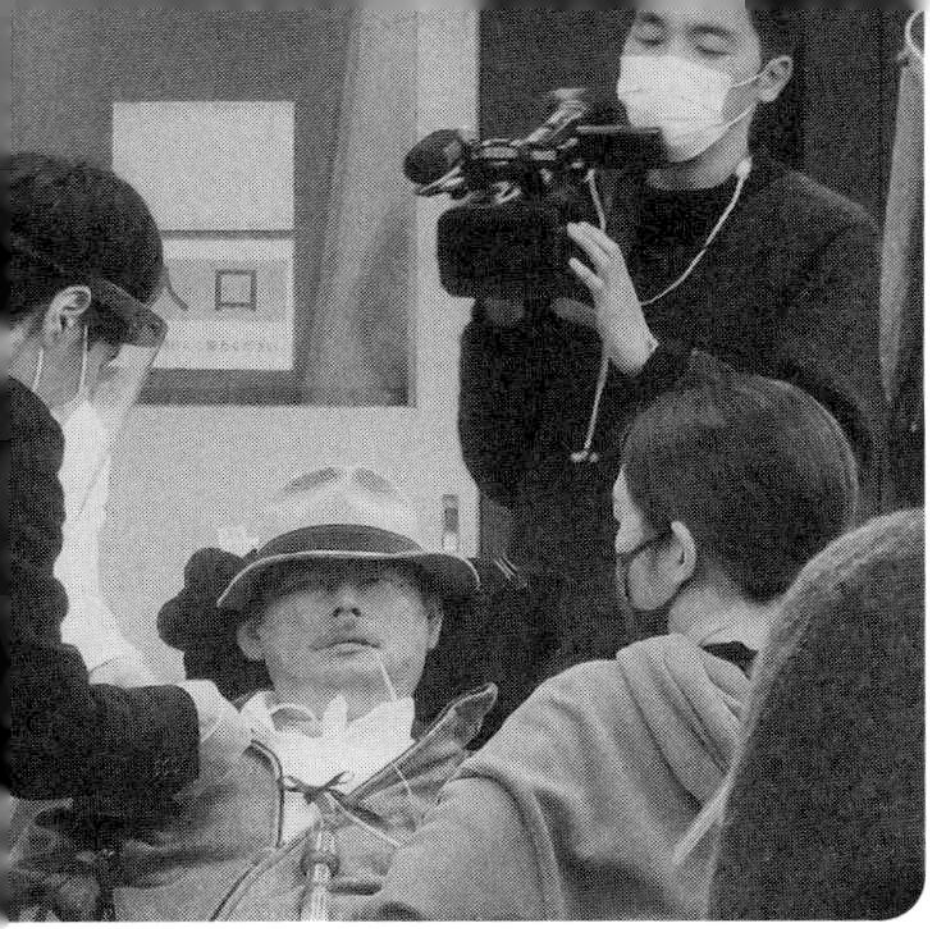

宍戸監督たちと。

それは、特別なことであるにも関わらず、撮影されていても話していても、まったく特別な感じがしない。どうしてかとても不思議なので考えた。お二人は、私を特別だとまったく思っていないことに気づいた。私は多くの取材を受け、テレビにも何十回も出演してきた。そこでは私は、ＡＬＳ患者当事者という特別な存在として特別なことを言うわけだ。ところがこの作品では、私は特別でもなんでもないのだ。それは、私にとって初めての経験だった。

患者当事者も健常者も、関係性になんの違いもなく関わることができたら、この社会は差別などなくなるかもしれないと思わせてくれる。現実には、日常と非日常は確かにあるが、それは優生思想とはまた違う。憲法にあるように、みんな同じであって一人ひとりは違うということに似ている。特別でなければ差別は生まれない。特別なことを認めるから、一人ひとりを大事にできる。

特別なことを楽しむことも、とても大事だ。

# 終章

## 明日死んでも生きていても

## 人の生き方を認めること

私のベッドの前の壁には、写真が貼ってあります。その写真に写っているＡＬＳ患者の友人に、私は支えられています。

その友人は、今はほとんど自分では発信ができなくなっています。ＡＬＳには、病気が進行した状態の表現に、ＭＣＳ（ミニマム・コミュニケーション・ステート）「最小限のコミュニケーション状態」、または、ＴＬＳ（トータル・ロックドイン・ステート）「完全な閉じ込め状態」というものがあります。友人は、ＴＬＳに近い状態です。

友人は、自分から何かを発信することはできません。家族は、あらゆる方法を工夫し専門家にも相談しましたが、どうしても友人の明確なサインがわかりません。家族は、諦めることなく友人に語りかけ、質問をくり返しながらの生活を十年近く続けています。そして、質問や何かを話しかけた時に笑顔に見える時が、「ＹＥＳ」という判断になっていきました。それは、決して間違っていないように思えます。現在友人は、時々笑顔で「ＹＥＳ」を表したり、渋い表情で「ＮＯ」を表しています。笑顔がとても素敵な人です。

私は、疲れた時に壁の友人の写真を見ると、「あなたは発信ができるでしょ。私が発信できたらもっと頑張るよ」と言われているような気がします。

友人に会いに行くと、温かな家族と介助者に囲まれて結構幸せそうに見えます。私は一方的に話しかけます。それに対する答えをもらうことはありません。しかし時々、「あなたは何を言ってるの？もっと楽に生きなさい。それもありですよ」と言われているような気がする時があります。しかし、自分の解釈を、「やっぱり死ぬほど頑張りなさい。好きでやっているのでしょ？だったら頑張ればよいでしょ」と言われていると思い直します。

こうして私は、その友人に支えてもらっています。

知らない間に、私の知り合いがたくさんその友人の家にお邪魔しているようです。私が、「友人に支えてもらっている」と言うと、「是非お会いしたい」となり、みんなが会いに行きます。一度会うとみんな友人のファンになって、「また来たい」ということになります。どうしてなのでしょうか？

私は、友人の存在感とそれを支えている家族や介助者のみんなの雰囲気を含めた、環境のせいだと思います。そこには、なんとなく幸せを感じられる何かがあるのです。もしも訪れたみんなが、「周りの人たちが歯を食いしばって友人を生きさせている」と感じたら、つらくなってしまうでしょう。

人として、発信ができなくて寝たきりというのは一つの究極です。生きていることの意味や意義を問うとしたら、「生きているとは言えない」と言う人がたくさんいると思います。しかし、発信は難しくても、在宅で家族も介助者もチームとなって暮らしている友人を見ると、「生きているのありだ」と思えるのです。

友人の影響力はすごいです。私の講義を百回聞くより、友人に一回会うほうが人に影響を与えます。

以前、二人の女子看護学生を連れて行きました。一人は、大学での私の講義のあと、「私は、高齢者とか障害者は長く生きてもしょうがないと思います。それで若い人の負担が増えることをよく思いません。こんな冷たい人間が看護師になってよいのでしょうか?」と泣きながら言っていた学生でした。

その学生は、友人に会ってすっかり変わりました。どんなに重い障害を持っていても、寝たきりでも、「生きてよいな」と思えるようになったそうです。今は、なんだったんだと思うくらい元気に看護師をやっています。友人は、何も言わなくてもすごい発信力というか、存在感なのです。

友人とその環境には、人を根本的に変える力があります。とても重い障害を持っていますが、しかしそれが、必ずしも不幸かと言うとそうではないことを、友人とこの環境がつくり出しています。それは、人が生きていくということの根源なのだと思います。生きている意味とか意義とかのもっと前の、「生きている」そのものを感じられるから、みんなが「また来たい」になるのだと思います。

友人は、十年前に会った時には私の呼びかけに応えてくれました。そういう人が、今は一方的に私から話しかけるだけです。しかし、私は思います。自分がそうなった時に、友人が訪ねて来て話しかけてほしいと。

人の関わり方で、こんなふうに生きられるのです。本来、人間は集団で生きていくものだと感じます。人は、人との関係の中で生きていることを感じます。だから、それぞれの生き方を認めたいと思うのです。

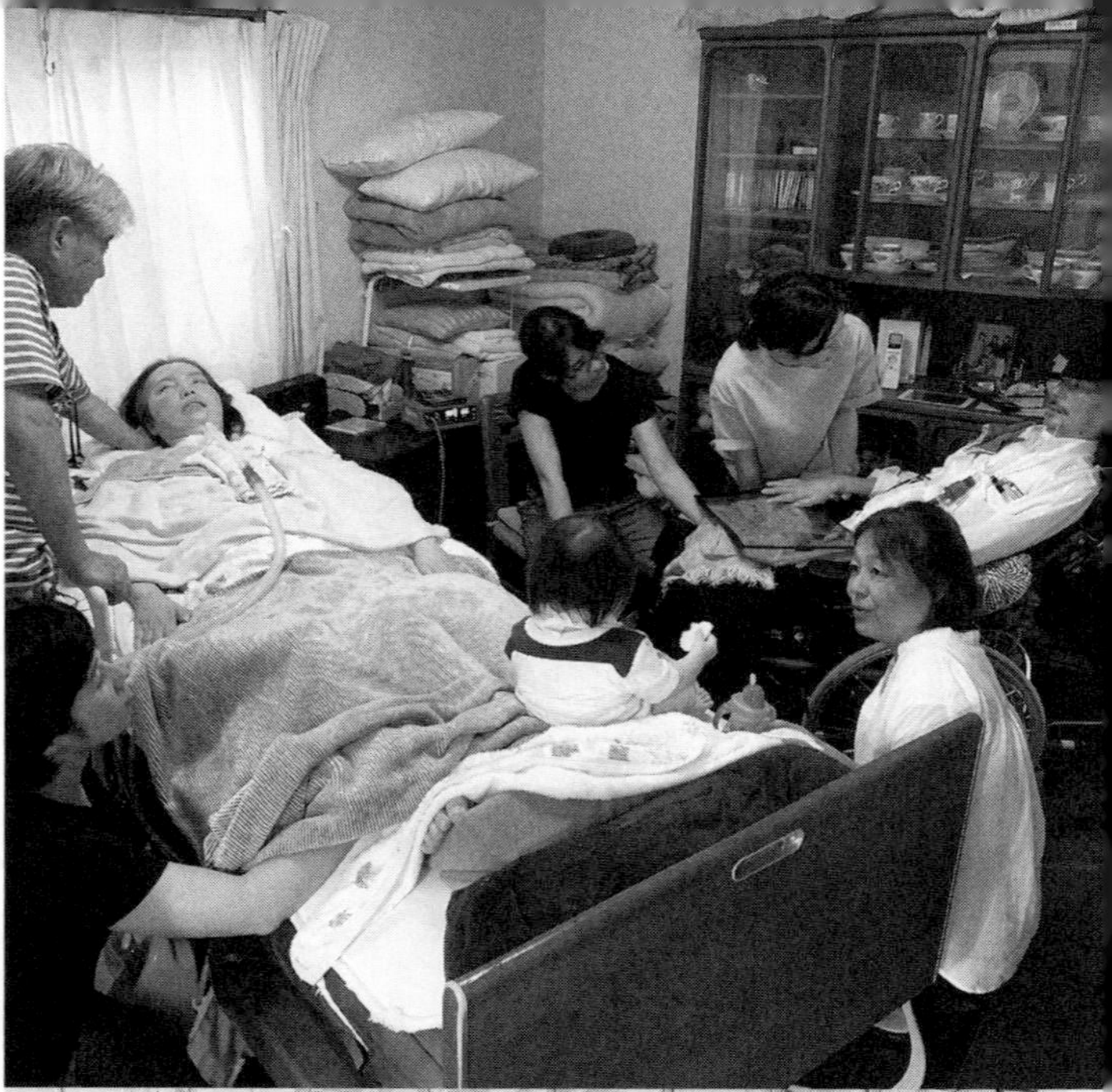

人がここで、生きている。

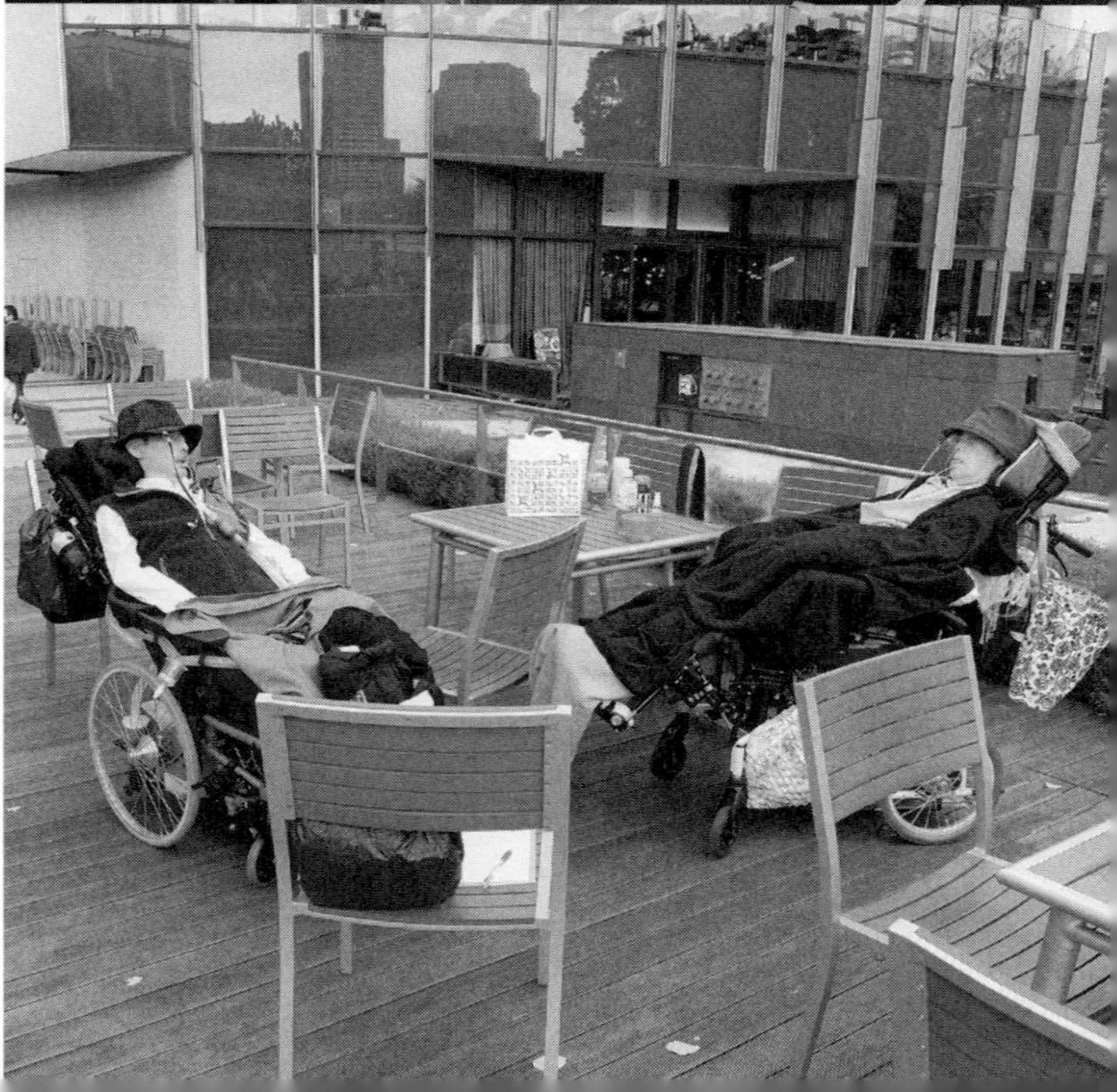

友人と六本木ミッドタウンのテラスでデート。

# 今を生きる

患者の中には、患者は社会的な活動をしてこそ意義があるとか、患者は発信してこそ意味があるとか言う人がいます。そんなことを言ってしまったら、発信が難しい患者はどうなるのでしょうか？それは、自分たちを差別することにはならないのでしょうか？

私は、発信や社会的な活動をしまくってきた中で、ＴＯＴＯと出会いました。ＴＯＴＯは、グラミー賞で六冠に輝いたことがあるような世界的なロックバンドです。ベースのマイク・ポーカロはＡＬＳで亡くなりました。リードギターのスティーヴ・ルカサーは、来日のたびに私をライブに招待してくれて、ライブのあとには少し会って話しをしてくれます。ロックギタリストの世界では、トップテンに入ると言われた人です。彼は私に会うと、「マイブラザー」と言ってくれます。

ある時、ＴＯＴＯのライブのＤＶＤを観ていて思いました。「私は、なんでこんな人にハグをされて、マイブラザーと言われているのだろう?」。そう思った時に、突然この十年のことが思い出されたのです。この十年は、とにかく仕事や活動ばかりしてきました。十年でまったく仕事をしなかった日は、たぶん五日か六日くらいです。ケアを受けるのも仕事をするためです。寝る時間を削ってずっとそんな生活をしてきたことを思い返したら、本当に唐突に「もう生ききった」と思いました。

今まで、死にたいなと思ったり、死ねないなと思ったり、ずいぶん色々揺れてきたのですが、今回のように、生ききったなと思ったことは初めてでした。もうやりたいことがなくなったわけではないのですが、なんだかこれは、「生きていても、死んでもよいな」という感じです。

ある価値観で物事を見ると、仕事や活動をすることは意味があることになります。しかしそれは、何かの価値観に縛られているのだと思いました。ある価値基準で見ると、社会的に価値があると認められている人や物事は確かに存在しています。その価値基準で見たら、私は発病前も発病後もかなりの価値の人たちを知っています。そういう価値基準をまったく否定するものではありません。それは、才能と運と努力によって生まれるものですから。

しかし、人が生きることは社会的な価値を知っていたとしても、それよりも根源的な何かがある。ただ生きているのもありだ。なんとなく生きているというのも自然なのだと思うのです。

友人は、この十年自分から発信ができていません。一方で私は、毎日のように出かけて仕事や活動をしてきました。他人から見ればまったく違う生活に見えると思いますし、私もそう思っていました。しかし本当は、友人も私も、「ただ生きている」ということになんの差もないのでは？と思ったのです。

なんのために生きるのか？とか、生きる意義は？とか言う前に、それぞれのスタイルは違っていても、「生きる」ということそのものは、友人も私も、誰においても、まったく差がないと思えてきたのです。木や虫もです。

未来や将来のことも考えるのが、今を生きることの一部だと思ってきました。しかし、根源的に「生きる」を考えた時、その瞬間瞬間を「ただ生きているのだ」と思ったのです。友人は、とっくに今を生きていた気がします。これはもしかしたら、やっと私も少し友人に近づけたかな?と思い、このことを友人に伝えました。そして聞きました。「何甘ったれたことを言っているの?と思いますか?それとも、そうだよと思いますか?」と。そうしたら、友人の娘さんと介助者二人がどよめいたのでビックリしました。「そうだよと思いますか?」と聞いた時に、はっきり瞬きをしたそうです。

友人に話してみて、今までと少し違う自分に気がつきました。私は、自分から発信ができなくなることが怖くて仕方がありませんでした。そうなりたくない気持ちは十対〇でした。しかし、今は九対一くらいになりました。友人と私の存在が一緒なら、それもありだと思ったからです。そんなことを言っているくせに、まだ九対一というのは情けないですが、ゼロが一になるというのは本当にすごい変化です。

私はここにきて、「生ききった」と感じるようになりましたが、有用で有益な日々を送ってきたという感じはありません。自分がやりたいようにやってきただけです。病気の怖さから逃げるために忙しくしていたところもあります。だから、毎日追われるような日々でした。こんなに頑張っているのに病気が進行しているのを感じる時は、絶望感にとらわれて、「死にたいな、もう頑張れないな」と思う時もあります。やりたいことが見つかっても自分にできるのかどうかや、言語によるコミュニケーションがまったく閉ざされるかもと思ったらとても怖いです。それでも、「生ききったな」と思ったことは本当です。

今は、ただひたすら生きているので、明日死んでもいいし、明日も生きていてもいいかなという感じがしています。生きることそのものに少し近づいたということかな？

私は言いたい、存在そのものの価値を認めよう。そこから先は各々違ってよいのだと。活動したい人は活動すればよいし、静かな暮らしを望む人は静かな暮らしを、発信が難しい人もそれぞれに暮らしていければよいのだと。

こんな病気でも、そんな感じでいられたらよいかなと思います。ただひたすら生きていければよいなと。ほかの生き物はみんなそうなのに、人だけはそうもいかないのはなぜでしょうか？それが、人ということなのかもしれないけど。

生きていること、生存しているということは、全ての人に共通しています。生きているという点ではみんな同じです。ひたすら生きているということは、そういう意味だと思います。

どんな障害や病気でも、その人なりの生き方が見つかるような気がします。しかしそれは、障害や病気と関係ない、その人がどうやって生きていこうとするのかは、誰でも共通なのかもしれません。

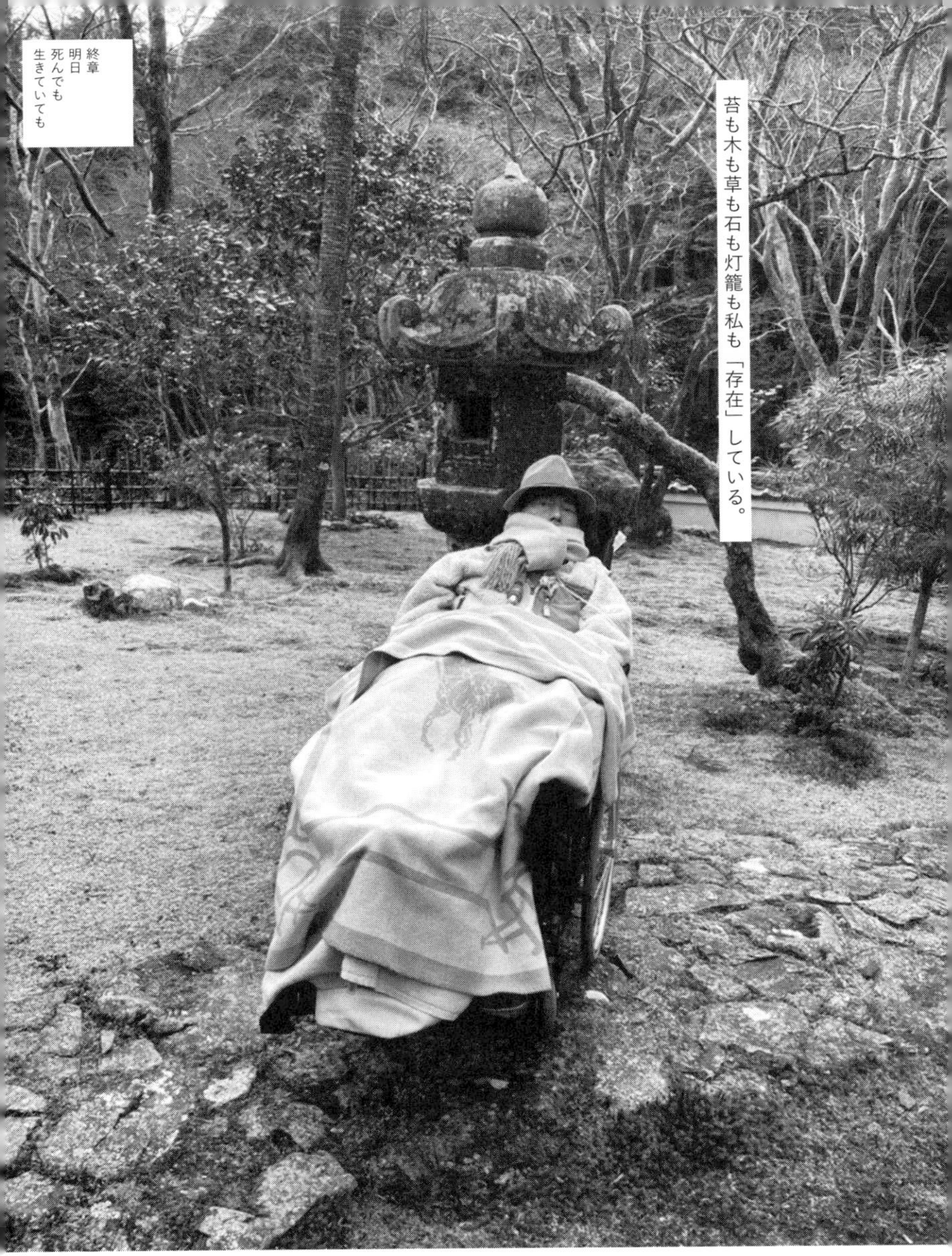

苔も木も草も石も灯籠も私も「存在」している。

## 「境を越えては絶望的だ」と親友に言われた

私には、親友と言える友人が何人かいる。中村は私の大親友で、早稲田大学で一つの学科を創設したようなやつだ。中村と私の共通の親友がいる。その彼には姉がいて、生まれた時からの重度障害者だ。私の友人たちは、「境を越えて」の応援をしてくれているが、三人で話した時に彼の本音を聞いた。「境の活動はよいけど、絶望的だ。社会は障害者に優しくなんてならない。健常者の余裕がなければ障害者の面倒はみられない」と。

中村は、必死に反論というか説明をしていたが、たじたじだった。極めつけの論理家である中村なのに歯が立たない。この二人の話に私も色々感じた。残念ながら、彼が言っていることは人間の本能に基づいている。自然全体から見れば、人間の論理なんてほんのちっぽけなものだ。だから、論理を極めたような中村が本能という自然が相手だとたじたじになってしまうのだと思う。彼の言う通り、障害者に優しい社会なんて絶望的だというのも無理ないなと思う。障害者を家族に持ち、生まれた時から苦労をしてきた実態に基づいている。

実は私も、健常者がどう考えてどう行動するかにかかっている社会を、「境を越えて」の活動では変えられないと思っている。社会に風を僅かに吹かすことはできても、変えられるとは思っていない。だいたいどんな社会がよいかなんて、私にわかるわけがないのだ。

今、資本主義の限界が言われて久しい。昔よりは確実によくなったと言う人もいるが、絶望も希望も、人の心の中にある場合もあるし、戦争のようなことがあれば心の問題では済まない。今のほうが昔より幸せかどうかは解釈の問題、心の範疇だと思う。

アフガニスタンで亡くなった医師の中村哲さんが言っていた。「水さえ満足にないのに、なんて素敵な笑顔を持っているのだろう。この人たちを見ていると本当の幸せってなんだろうと思う」と。それも解釈だが、解釈だけだろうか？解釈と事実がグラデーションのように繋がっているものもあるような気がする。では、私たちが障害者にとっても優しい社会を目指そうと努力していることは、絶望的なのだろうか？

「絶望的な思いを抱えた人に、岡部さんはなんて声をかけますか？」という質問を時々される。私も、最初は絶望していた。それを希望はあるのだと感じたのは、橋本操さんを見てからだ。なので以前は、「希望が持てることが周りにないかを見てください」と言っていた。今は、絶望を感じられるということは、心が動いたり残っているからよいと思っている。「きっと心が動けば何かが動きます。私は全身動かないけど、こうして動くことによって人生が動いています」と伝えたいと思うようになった。

本当に何もかもがどうでもよくなってしまって、生きようが死のうがどうでもよくて、絶望だとも感じなくなることが、本当の絶望的な状態だと思う。「自分は絶望的だ」と感じる力が残っている人は、希望に繋がれる人だと思っている。

先程の親友の彼は、両親が亡くなってから姉には施設で亡くなってもらうしかないと考えていたが、私や中村と話したあとでポツリと呟いた。「もう一度、姉が在宅で暮らせるように考えてみようかな」と。僅かだが、彼に風が吹いたようだ。

私は、たくさんの学校で講義をしているが、その中の数校で生徒に問いかけた。「どんな未来になってほしいですか?」と。私は、僅かであっても、よい方向だと思うことに近づくことを目指したいと思っている。そして、自分が目指す方向が、絶対よいのだと思わないようにしたいと思っている。常に自分を疑いたい。自分を疑えるからこそ、自分を信じられる。

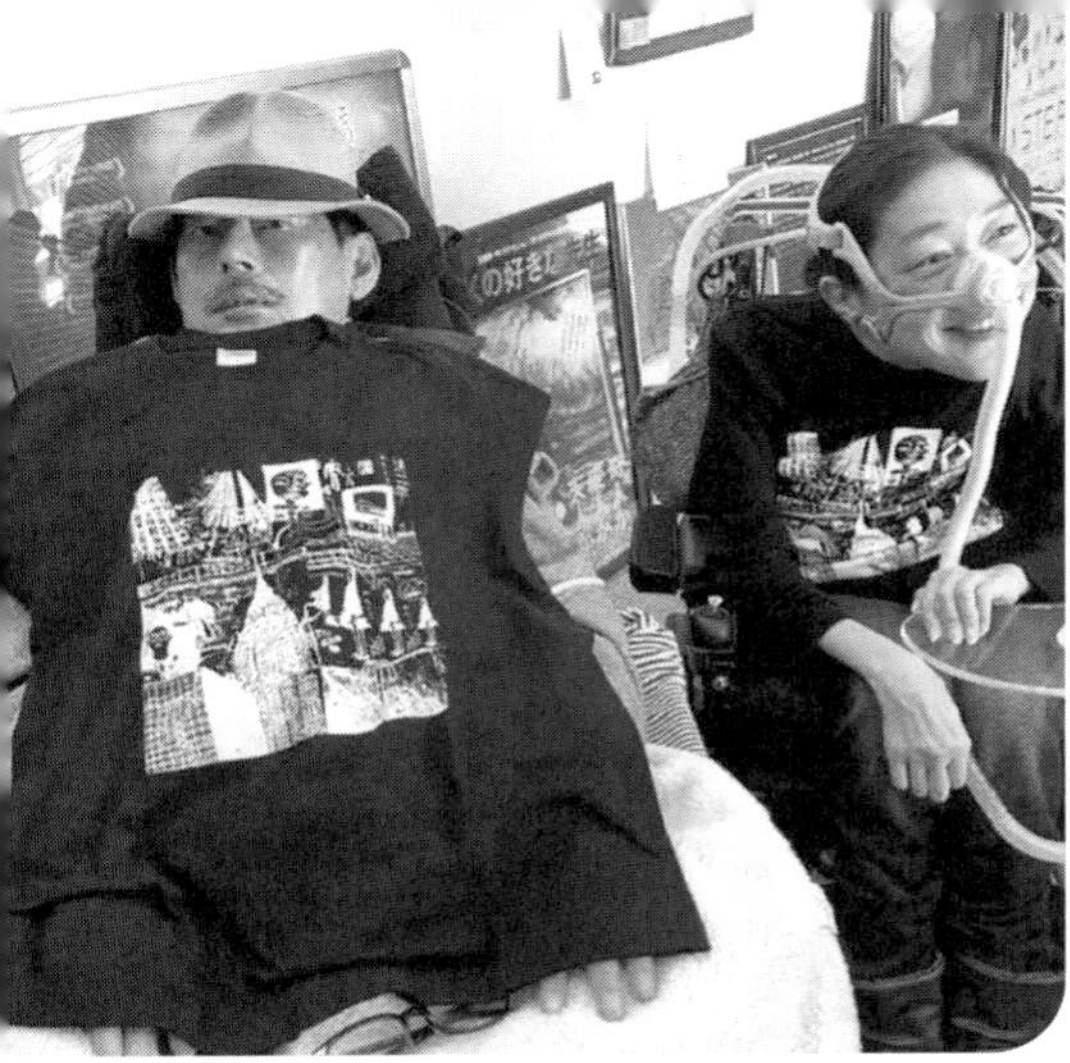

活動を続けたいと思う。

「境を越えて」の名は、【幽明境を異にして】の意味が込めてある。幽はあの世、明はこの世を指している。そこには、「生きてほしい」の願いが、幽明の境を越えてほしいに込められている。そうやって、命が続いてほしいと思う。そして、逝った仲間たちや私がそうなっても、「境を越えて」を続けていってもらいたいという思いも込めている。

自分の命はなくなっても、またそれが誰かに繋がっていて続いていくのだから、命は、自分だけのものではないのだから。

「境を越えて」を立ち上げ、一緒に活動してきた海老原宏美さん。この本の発売日は彼女の誕生日だ。彼女は、二〇二一年十二月二十四日この世を去った。「活動を続けるよ、海老原さん」。

あとがき

私は、この本を書いたおかげで「障害者問題は特別なことではない」と心から思えるようになりました。障害者問題は特別な問題ではなくて、困難を抱えている人たちや悩みを抱えている人たちに共通している問題だと思っています。

一人ひとり違う境遇で生きていることや、みんなそれぞれに同じ社会で生きていることをいつも感じています。その境遇の差が、あまりにも違うということを考えざるを得ません。世界には、戦争や紛争や飢餓にあえいでいる人たちも多くいます。私は、この気持ちと活動と本を書いたおかげで、僅かではありますが、ウクライナの人やミャンマーの人とも繋がるようになりました。ウクライナには手も足も出せなくても、障害者問題はウクライナにも繋がっていると思えます。

本を書き始めた三年前には、障害者問題の活動は、「私たちを助けろ」と言っているようで抵抗がありましたが、今は変わりました。「障害者問題は、他人のためにやるものではなくて、自分や社会を少しでもよくしようとするためにやるのだよ」と明確に言えるようになりました。みんなが希望を叶えられたり、多様性を認められる社会の実現を目指したいなら、小さくて身近な障害者問題を知って、「できることをやろうね」とはっきり言えるようになりました。

私はこの本の中で、生きたいと死にたいをくり返してきたことをお伝えしてきました。通算すると発病してからは、「死にたい」とか「死んでもよい」と思っている期間のほうがずっと長いです。本書のタイトルの「このまま死ねるか!?」は、文字通りこのまま死なないで生きてやるという意味もありますが、そうではなくて、いつ死んでもよいし、できることなら発病後あまり長く生きる前にさっさと死ねばよかった、という思いもあるのです。だから、最後に疑問符がついているのです。

死にたいと思っていた期間のほうが圧倒的に長く、しかも早く死ねばよかったというなんだか矛盾してねじれた思いを抱えながら、「生ききった」という思いまでに辿り着けたのはなぜなのでしょうか?それは、ひとえに人間関係だと思います。人との関わりで、私は

「生きないと」と思うほどになってきました。親しい人をこの一年で次々と失いました。もう、私もよいかな……と思ってしまいます。それを、「生きないと」と思わせてくれるのも、色々な人たちとの関わりです。

死にたいのに、なぜ生きてきたのか?それを皆様にお伝えしたくて、この本の続編、私がどのように介助者や沢山の人に関わって生きてきたのか、沢山の人がどのようにして関わってきてくれたかを、二〇二四年刊行予定の『境を越えて Part2　それでも生きるか!?（仮題）』でお伝えできればと思っています。死にたい私がどうして生きるかを、ぜひ知っていただければと願っています。

最後に、文字盤という道具で耳だけを頼りにして原稿を書くことは、私にとって大変な苦労でした。それでも、本の執筆は幸せな時間でした。編集者の市毛さやかさん、伊藤菜緒さんをはじめとする私の介助者さんたち、この本を出版するにあたりお世話になった皆様に、衷心より感謝申し上げます。

二〇二三年　岡部　宏生

－この本の文中に登場してくださった方々に深謝申し上げます－

（登場順）

・吉野 英先生（P37）深く信頼、尊敬している主治医。

・若林 保子さん（P49）介助者を派遣してくれた先輩患者。

・川口 有美子さん（P50）私の命を繋いでくれた人。

・永山 弥生さん（P58）「生成」を一緒に設立。

・安藤 しず子さん（P58）最も長い介助者。

・井手口 直子先生（P70）ラグビーとALSを繋いでくれた恩人。

・エディー・ジョーンズさん（P70）熱くてあったかい人。

・本間 里美さん（P77）「境を越えて」のパートナー。

・伊藤 たておさん（P95）福祉とは何かを教えてくれた人。

・本間 武蔵先生（P99）患者に自らを捧げている人。

・山本 直史先生（P99）コミュニケーションは「心」と言う人。

・佐藤 裕美さん（P102）思慮と配慮の人。

・福田 暁子さん（P108）盲ろう者。海のようにおおらかで深い人。

・加藤 眞弓さん（P187）私のお手本で激励者。

・鞆 真一さん（P200）いつも本音で生きているやつ。

---

## ● 境を越えて

皆様のご支援、ご協力をお待ちしております。直接お力添えも大歓迎です。月額100円からサポーター会員になっていただけます。

https://sakaiwokoete.jp

## ● 海老原宏美基金

私の親友だった海老原宏美さん。彼女の意思を継いで活動を助成しています。「海老原宏美基金」呼びかけ人代表、岡部宏生。

https://www.ebifund.org

著　者　**岡部 宏生**（おかべ ひろき）

1958年　東京都生まれ。東京都育ち。
1980年　中央大学を卒業、同年建設会社に就職。
2001年　建築不動産事業コンサルタント会社を設立し独立。
2006年　春にALS（筋萎縮性側索硬化症）を発症。
2007年　在宅療養を開始。
2009年　一般社団法人「日本ALS協会」で東京都支部運営委員を務める。
　　　　胃ろう造設、気管切開・人工呼吸器を装着。
2010年　株式会社「生成」（訪問介護事業所「ALサポート生成」）を設立。
2011年　一般社団法人「日本ALS協会」理事・副会長に就任。
2012年　NPO法人ALS/MNDサポートセンター「さくら会」副理事長に就任。
2016年　一般社団法人「日本難病・疾病団体協議会（JPA）」理事に就任。
　　　　一般社団法人「日本ALS協会」会長に就任（2018年任期満了）。
　　　　衆議院厚生労働委員会から、入院中の難病患者らのヘルパー付添などの障害者総合支援法改正案を巡り参考人招致されたが、特殊なコミュニケーションに時間がかかるとし、衆議院で拒否されるも、社会的な問題となり、参議院で出席が認められ答弁を行う。
2018年　認定NPO法人「DPI日本会議」特別常任委員を務める。
2019年　NPO法人「境を越えて」を設立。
2020年　認定NPO法人「DPI日本会議」常任委員に就任。
2022年　一般社団法人「日本ALS協会」相談役に就任。
　　　　「介護保障を考える弁護士と障害者の会全国ネット」共同代表に就任。
　　　　一般社団法人「うさぎのみみ」理事に就任。

寄稿：『障害者のリアル×東大生のリアル』（2016年、「障害者のリアルに迫る」東大ゼミ・野澤 和弘、ぶどう社）『なんとなくは、生きられない。』（2019年、「障害者のリアルに迫る」東大ゼミ・野澤 和弘 、ぶどう社）

境を越えて Part1　このまま死ねるか !?

著　者　　岡部　宏生

初版印刷　　2023年4月5日

発行所　　ぶどう社
編 集／市毛　さやか
〒154-0011　東京都世田谷区上馬 2-26-6-203
TEL 03（5779）3844　FAX 03（3414）3911
ホームページ　http://www.budousha.co.jp

印刷・製本／モリモト印刷　用紙／中庄